Wie man Selbstdisziplin aufbaut um Sport zu treiben

Praktische Techniken und Strategien zur Entwicklung lebenslanger Trainingsgewohnheiten

Von Martin Meadows

Melden Sie sich für meinen Newsletter an

Ich würde gerne mit Ihnen in Verbindung bleiben. Melden Sie sich für meinen Newsletter an und Sie werden immer über meine neuen Veröffentlichungen informiert, erhalten kostenlose Artikel, können sich für Werbegeschenke anmelden und erhalten andere wertvolle E-Mails von mir.

Hier ist der Link zur Anmeldung: http://www.profoundselfimprovement.com/denews

Inhalt

Prolog

Stellen Sie sich vor, es gäbe eine Pille, die Ihre Fähigkeiten verbessert, Versuchungen zu widerstehen und standhaft zu bleiben. Ihr Leben wäre dann viel besser, weil es viel einfacher wäre, Ihre Ziele zu erreichen. Die Pille würde auch andere Vorteile bieten, wie z. B.:

- Eine signifikante Verringerung von wahrgenommenem und emotionalem Stress,

- Reduzierung von Rauchen, Alkohol- und Koffeinkonsum,

- Eine Steigerung der gesunden Ernährung,

- Verbesserte emotionale Kontrolle,

- Eine Zunahme der Bereitschaft Verpflichtungen einzugehen und Hausarbeiten zu erledigen,

- Eine stärkere Überwachung von Ausgaben,

- Eine Verbesserung der Lerngewohnheiten.

Es gibt keine Nebenwirkungen und die Pille ist überall kostenlos oder sehr günstig verfügbar. Wie viele Pillen würden Sie heute bestellen, wenn es eine solche Pille gäbe?

Naja, sie existiert tatsächlich, wenn auch nicht in Pillenform. Man nennt es körperliche Betätigung. Alle oben aufgeführten Vorteile stammen aus einer australischen Studie von 2006 über 24 unsportliche Menschen zwischen 18 und 50 Jahren, die nun 2 Monate lang regelmäßig trainierten (nur einmal pro Woche im ersten Monat und dreimal pro Woche im zweiten Monat)[1]. Und dies ist nur eine von Hunderten, wenn nicht sogar Tausenden von Studien, welche die positiven Auswirkungen von Bewegung erforschen. Es besteht kein Zweifel, dass regelmäßige körperliche Tätigkeit keine Option ist - es ist eine Notwendigkeit für Ihren Verstand und Ihren Körper.

Die erwähnte Pille würde sofort ein globaler Bestseller werden. Sport verkauft sich leider nicht so gut. Die US-amerikanische National Health Interview Survey (NHIS) aus dem Jahr 2014 beschreibt ein entsetzliches Bild. Bei Erwachsenen im Alter von 18 Jahren und älter gelten 30,2% der Amerikaner in Bezug auf aerobe Aktivitätsrichtlinien als inaktiv und 19,8% von ihnen sind nicht ausreichend aktiv[2].

Außerdem erfüllten nur 3,2% die Richtlinien zur vollständigen Muskelstärkung, 28,5% erfüllten die Richtlinien für vollständige aerobe Aktivität und nur 21,4% erfüllten die vollständigen Richtlinien für aerobe Aktivität und Muskelstärkung.

Nach einer Studie[3] von 2009 war die zweithäufigste Barriere für regelmäßige Trainingsgewohnheiten ein Mangel an Willenskraft (nach einem Mangel an Unterstützung). Hierin liegt die Schwierigkeit Sport zu vermarkten – etwas, das Zeit und Mühe kostet - im Vergleich zu einer Pille, die sofortige Ergebnisse liefert.

Glücklicherweise, während die magische Pille zwar nicht existiert, ist Training aber eine Möglichkeit.. Es ist auch nicht so schwierig dieses in Ihr Leben zu integrieren, dass Sie auf eine Pille warten müssten. Alles, was Sie brauchen, sind bewährte praktische Techniken und Strategien, um Sport zu einer Gewohnheit in Ihrem Leben zu machen.

Als Autor von Büchern wie *Wie man Selbstdisziplin aufbaut: Versuchungen widerstehen und langfristige Ziele erreichen* und *Tägliche Selbstdisziplin: Tägliche Gewohnheiten und Übungen um Selbstdisziplin aufzubauen und um Ihre Ziele zu erreichen*, ist Selbstdisziplin mein Spezialgebiet.

Ich möchte Ihnen dabei helfen, die häufigsten Barrieren zu überwinden und Bewegung zu einem festen Bestandteil Ihres Lebens zu machen, damit Sie gesünder, lebendiger und fröhlicher werden und andere Vorteile genießen können, die regelmäßige körperliche Aktivität bietet.

Auf den folgenden Seiten erfahren Sie:

- Wie man sich selbst zur Bewegung motiviert. Wir werden uns intensiv mit drei verschiedenen Arten der Motivation auseinandersetzen, zwei zusätzliche, aber gegensätzliche Arten der Motivation und wie diese Ihnen dabei helfen können, aktiver zu werden. Wir werden auch praktische Strategien zur Handhabung von Verzögerungstaktiken behandeln;

- Wie man die Zeit zum trainieren findet, was ein häufiger Grund dafür ist, warum Menschen inaktiv sind. Sie werden lernen, was für eine schreckliche Entscheidung Sie treffen, wenn Sie aus Zeitmangel nicht trainieren. Sie werden auch lernen, wann Sie am besten trainieren sollten, sowie zahlreiche nicht offensichtliche Wege, um mehr Zeit für Bewegung zu finden;

- Wie man motiviert bleibt um weiter zu trainieren. Häufig ist es leicht anzufangen, aber schwierig weiterzumachen. Sie werden eine Vielzahl von Möglichkeiten zur Verbesserung ihrer Motivation erlernen, wie Sie eine größere Pause machen können, ohne die erlernte Trainingsgewohnheit zu riskieren, sowie Verletzungen zu verhindern, Schmerzen zu reduzieren und Genesung zu verbessern, sodass Schmerzen keine Ausrede mehr sind;

- Wie man Bewegung genießt. Tipps dafür, wie Sie Sport genießen können, sind im ganzen Buch verstreut, aber wir werden uns in diesem Kapitel ganz auf den einfachsten (und effektivsten) Ratschlag konzentrieren, der höchstwahrscheinlich Ihre gesamte Einstellung zur Bewegung verändern wird (falls Sie schon immer Schwierigkeiten hatten eine regelmäßige Trainingsgewohnheit beizubehalten, ist es sehr gut möglich, dass Sie ein Opfer dieses schlechten Ansatzes sind, welcher in vielen Fitnessstudios angepriesen wird);

- Wie man mit anderen bewegungsrelevanten Themen umgeht, z. B. der Umgang mit anderen Menschen, das Steuern von Erwartungen bezüglich körperlicher Aktivität und der Umgang mit Unbehagen und Selbstkritik, wenn man zum ersten Mal im Fitnessstudio ist oder eine neue Sportart ausprobiert.

Wenn Sie schon länger nicht mehr trainiert haben, ist es sehr wahrscheinlich, dass Sie glauben, dass Bewegung nichts für Sie ist oder dass Sie nicht stark genug sind - weder mental noch körperlich - um sich dem innerhalb dieses Buches mitgeteilten Wissen entsprechend zu verhalten.

Glücklicherweise könnte nichts ferner der Wahrheit liegen und es gibt einfache - wenn auch nicht immer leichte - Wege, diese Haltung zu korrigieren. Wenn Sie die sechs Kapitel dieses Buches - unterstützt durch mehr als 80 Referenzen von wissenschaftlichen Studien und glaubwürdigen Experten – in ihrem Zusammenhang befolgen,

werden diese Ihnen dabei helfen, eine neue
Gewohnheit zu entwickeln und eine der wichtigsten
Veränderungen vorzunehmen, die Sie jemals in Ihrem
Leben machen werden.

Begeben wir uns jetzt auf die Reise, um zu
erfahren, wie.

Kapitel 1: Wie Sie die Motivation entwickeln, zu trainieren

Wenn es Ihnen so geht, wie den meisten Menschen, die Schierigkeiten haben sich zum Sport zu motivieren, dann hilft es Ihnen nicht wirklich zu wissen, dass körperliche Aktivität gut für Sie ist. Sie brauchen mehr, um von der Couch aufzustehen und Ihren Körper zu bewegen, aber Sie wissen nicht genau, was dieses mehr ist.

Unter all den Herausforderungen, die mit der Entwicklung von einer regelmäßigen Gewohnheit verbunden sind, ist der Anfang wahrscheinlich am schwierigsten. Aus diesem Grund wird dieses Kapitel sich damit beschäftigen, wie man Faulheit oder Zurückhaltung überwindet und anfängt regelmäßig zu trainieren.

Wir beginnen mit drei verschiedenen Arten von Motivation und wie diese Ihnen dabei helfen können, mit dem Training zu beginnen. Zusätzlich dazu, werden wir auch über Push- und Pull-Motivationen sprechen und darüber, wie die meisten Leute das falsche "P" wählen und sofort aufgeben, wenn sie auf Hindernisse stoßen.

Als nächstes werden wir uns einer der einflussreichsten Ideen zuwenden, um uns zur Bewegung zu motivieren und am Ball zu bleiben. Mit diesem einfachen - aber etwas unbequemen - Trick können Sie Ihren inneren Schweinehund überwinden und sicherstellen, dass Sie ausreichend Bewegung erhalten.

Zuletzt werden wir uns mit Verzögerungstaktiken befassen und wie wir endlich damit aufhören können, Bewegung aufzuschieben. Es ist schwierig, mit dem Training zu beginnen, wenn man die Angewohnheit hat, alles auf später zu verschieben. Sie werden lernen, wie Sie Sport zu einem automatisierten Verhalten machen können, damit Sie sich nicht jedes Mal überwinden müssen, bevor sie aktiv werden.

Wir werden uns jetzt drei Arten von Motivation anschauen: extrinsisch, intrinsisch und prosozial.

Extrinsische Motivation

Extrinsische Motivation ist eine verbreitete Art der Motivation, welche aber normalerweise nicht so gut funktioniert, wie es viele Menschen erwarten. Sie bezieht sich auf die Motivation, die aus dem Ergebnis resultiert, welches Sie erreichen wollen[4]. Sie ist ereignisorientiert und konzentriert sich auf die Belohnung am Ende des Tunnels.

Ein Wettbewerb ist ein Beispiel für extrinsische Motivation. Sie nehmen nicht am Wettbewerb teil, um die Aktivität auszuüben (z. B. Tennis spielen), sondern hauptsächlich um den Wettbewerb zu gewinnen und eine Trophäe zu erhalten.

Extrinsische Motivation kann entweder eine Form von externer Belohnung oder aber auch einer Bestrafung sein. Im klassischen Beispiel erhält ein Schüler eine gute Note wenn er bei einem Test eine gute Leistung erbringt und eine schlechte, wenn er eine schlechte Leistung erbringt.

Wenn Sie belohnungsorientierte, extrinsische Motivation auf Bewegung anwenden, kann diese in folgenden Formen auftreten:

- Ihr Gewicht (eine Zahl auf der Waage kann überraschend belohnend sein);

- Taillenumfang;

- Status (Prahlerei, Neid);

- Die Aufmerksamkeit anderer erregen (eine Person, die abnimmt, um einen potenziellen Sexualpartner anzuziehen);

- Der "coolness Faktor" (etwas wie Yoga, das trendy ist und von dem Sie Teil sein möchten).

Bestrafungsorientierte, extrinsische Motivationen können folgende Formen annehmen:

- Vermeidung von Krankheiten im Zusammenhang mit Fettleibigkeit und/oder einem bewegungsarmen Lebensstil;

- Vermeidung von Spott anderer Leute;

- Dem Druck eines Familienmitglieds, Freundes oder Kollegen nachgeben;

- Verlust einer Arbeitsmöglichkeit;

- Rechenschaftspflicht (z. B. 500 Euro zu Wetten, um X Kilo zu verlieren).

Für die meisten Menschen ist extrinsische Motivation die primäre Motivation, mit dem Sport zu beginnen. Sie wollen entweder gut nackt aussehen, nicht als dick bezeichnet werden oder jemanden beeindrucken (zum Beispiel bei einem Klassentreffen).

Ein gutes Beispiel für extrinsische Motivation ist die Rechenschaftspflicht (später ausführlich erläutert). Richtig angewendet, kann sie Wunder bewirken bei der Entwicklung von regelmäßigen und dauerhaften Angewohnheiten.

Andere Möglichkeiten, sich extern zu motivieren, wie z. B. einen Status zu erreichen oder Krankheiten zu vermeiden, sind weniger effektiv. Im ersten Fall – etwas zu tun, um einen bestimmten Status zu erlangen - wird bereits das erste Hindernis höchstwahrscheinlich Ihre Motivation verschwinden lassen. Im zweiten Fall - Vermeidung von Krankheiten - ist es meist zu schwierig, sich die potenziellen Risiken ständig vor Augen zu halten, es sei denn, Sie haben eine ernsthafte Warnung von Ihrem Arzt erhalten. Unglücklicherweise hält die extrinsische Motivation nur so lange an, wie die Belohnung vorhanden oder die Bedrohung durch die

Bestrafung real ist. Der Moment, in dem Sie Ihr Idealgewicht erreichen, ist normalerweise der Moment, in dem Sie die Motivation verlieren, weiter zu trainieren. Schließlich haben Sie ja Ihr Ziel erreicht.

Darüber hinaus zeigt die Forschung, dass extrinsische Motivation im Allgemeinen eine schlechte Quelle der Inspiration ist.

Eine im Jahr 2005 durchgeführte Studie über extrinsische und intrinsische Motivatoren zeigt, dass extrinsische Motivation zu schlechterer Arbeitsleistung führte als intrinsische Motivation[5].

Eine weitere Analyse von mehr als 200.000 Angestellten im öffentlichen Sektor der USA aus dem Jahr 2012 zeigte, dass die Verwendung von Geld als Motivator weniger effektiv war als die Verwendung einer Leidenschaft oder einer Herausforderung[6]. In dieser Analyse war die intrinsische Motivation dreimal besser als die extrinsische Motivation.

Alternativ, aus dem Bereich der Gewichtsabnahme, hat eine Studie von 2012 über finanzielle Anreize zur Gewichtsreduktion gezeigt, dass kleine finanzielle Anreize für die Gewichtsabnahme (5,00 Euro für jedes verlorene Prozent des ursprünglichen Gewichts) nicht die Motivation erhöhten, während autonome Motivation (etwas aus dem eigenen Willen heraus zu tun, um sich selbst zu verbessern) durchweg mit größeren Gewichtsverlusten verbunden war[7].

Heißt das, dass extrinsische Motivation nutzlos ist? Nicht unbedingt. Sie wird alleine nicht viel bringen, kann aber zusätzlich zu intrinsischer und/oder prosozialer Motivation angewendet werden.

Wenn Sie extrinsische Motivation verwenden möchten, um sich selbst zu inspirieren weiterzumachen, ist es besser, sich auf Dinge zu konzentrieren, die Ihnen wichtig sind. Wenn Sie von Sportwagen besessen sind und sich selbst versprochen haben, sich einen neuen Porsche zu kaufen, sobald Sie 15 Kilo verlieren, wird diese Art der extrinsischen Motivation stärker sein als der Kauf eines neuen Autos, nur weil Sie jemanden damit beeindrucken wollen. Dennoch sollten Sie diese Art von Motivation als zusätzlichen Motivator einsetzen und nicht alleine.

Intrinsische Motivation

Wenn es bei extrinsischer Motivation um die äußeren Faktoren geht, die Sie nicht kontrollieren können, geht es bei intrinsischer Motivation darum, was in Ihnen selbst steckt. Es handelt sich nämlich um den Wunsch, neue Herausforderungen zu suchen, sich selbst zu verbessern, mehr Wissen zu erlangen oder Ihre Fähigkeiten einzuschätzen[8].

Intrinsische Motivation ist lang anhaltend und wird wahrscheinlich nicht einfach verschwinden, wenn Sie vor unüberwindbar erscheinenden Herausforderungen stehen. Sie ist auch selbstständig, d.h. sie wird nicht von außenstehenden Faktoren beeinflusst.

Einige der häufigsten intrinsischen Motivatoren sind:

- Der Wunsch, sich selbst zu verbessern (z. B. eine neue Fertigkeit zu erlernen oder sich stärker zu fühlen);

- Freude an der Handlung (z. B. das gute Gefühl, das sie vom Joggen bekommen oder vom Tennis spielen);

- Die Herausforderung oder Bewertung Ihrer Fähigkeiten (z. B. eine schwierige Kletterroute zu meistern);

- Selbstdarstellung und Kreativität (z. B. Zeichnen oder Musik schreiben).

Es ist leicht, extrinsische Motivatoren zu finden (besser auszusehen, mehr Geld zu verdienen, Status zu erlangen), während intrinsische Motivation weniger greifbar und schwieriger zu beschreiben und zu quantifizieren ist.

Letztendlich ist es vergleichbar dem Unterschied, ob man sich in einem teuren Auto selbstbewusst fühlt oder selbstbewusst ist, weil man an sich glaubt. Ein teures Auto kann Ihnen dabei helfen, sich selbstsicherer zu fühlen, aber es ist ein äußerer Faktor, der Ihnen weggenommen werden kann und folglich alle Vorteile, wie gesteigertes Selbstbewusstsein, mit sich nehmen würde.

Wenn Sie Ihre Chancen, eine regelmäßige Gewohnheit zu entwickeln, maximieren möchten, ist es notwendig, mindestens einen leistungsfähigen, intrinsischen Motivator zu haben.

Der einfachste Weg, um diesen Motivator zu finden, ist, eine körperliche Aktivität zu finden, die Sie gerne tun. Die meisten Menschen die Schwierigkeiten mit regelmäßiger Bewegung haben, zwingen sich dazu, ins Fitnessstudio zu gehen oder Fitnesskurse zu besuchen, die sie nicht ausstehen können. Das ist das genaue Gegenteil von intrinsischer Motivation.

Die Entwicklung von regelmäßiger körperlicher Bewegung zur Gewohnheit beginnt mit dem Finden der Aktivität, die Sie genießen, eine Aktivität, die Sie machen wollen, selbst wenn sie Ihnen keine externe Belohnung, wie zum Beispiel ein besseres Aussehen, gibt.

Um Ihre intrinsische Motivation weiter zu stärken, sollten Sie eine körperliche Aktivität auswählen, die Ihnen eine neue, herausfordernde Fähigkeit vermittelt. Es wird Ihre Freude an der Aktivität mit dem Wunsch verbinden, sich selbst zu verbessern und herauszufordern, was wiederum zu einer starken Mischung aus intrinsischen Motivatoren führt.

Ich klettere zum Beispiel gerne. Diese Art von körperlicher Aktivität macht nicht nur Spaß (genug, um meine Motivation für regelmäßiges Training zu steigern), sondern zwingt mich auch dazu, zu lernen wie ich meinen Körper anders bewegen kann, um meinen individuellen Stil durch das Klettern auszudrücken. Ich fordere mich ständig selbst heraus, indem ich immer schwierigere Routen ausprobiere.

Es ist sowohl eine körperliche, als auch eine mentale Herausforderung, die für eine dauerhafte Motivation perfekt ist. Die zusätzlichen Vorteile - verbesserter Körperbau und Kraft - sind nur schöne Vorteile, nicht das Endziel.

Nun denken Sie an Ihren regelmäßigen 60-Minuten Fitness-Kurs mit Übungen, die Sie hassen und sagen Sie mir, ob dort auch nur die kleinste intrinsische Motivation zu finden ist. Klettern ist möglicherweise nicht Ihre erste Wahl, aber versuchen Sie etwas zu finden, das Sie genießen können.

1997 führten Forscher der University of Rochester und der University of Southern Utah eine Studie zur intrinsischen Motivation und der

Einhaltung von Übungen durch[9]. Eine Gruppe von Teilnehmern nahm an Tae Kwon Do Kursen teil, während die andere Gruppe an Aerobic-Kursen teilnahm.

Die erste Gruppe hielt sich besser an ihre Fitness-Routine, als die zweite Gruppe. Es stellte sich heraus, dass sie sich auf Genuss, Kompetenz und soziale Interaktion konzentrierte – alles intrinsische Motivatoren für Bewegung.

Wie die Wissenschaftler bemerkten, "unabhängig von der Tatsche, dass sich Menschen hauptsächlich auf exstrinsische Gründe für Bewegung berufen, ist intrinsische Motivation ein kritischer Faktor in anhaltender körperlicher Aktivität."

Die Implikationen der Studie sind klar und unterstützen den zuvor geteilten Rat. In den Worten der Wissenschaftler: "Da die Freude an der Aktivität die Anwesenheit und das Festhalten an der Aktivität vorhersagt, ist es sehr wahrscheinlich, dass man durch intrinsisch motivierte körperliche Aktivität (d. h. Spaß, persönlich herausfordernd), eine größere Beharrlichkeit erzielen kann."

Prosoziale Motivation

Prosoziale Motivation ist die letzte Art der Motivation und wird normalerweise nicht erwähnt, wenn die Motivationstypen diskutiert werden.

Professor Adam Grant, Bestsellerautor von *Geben und Nehmen: Eine revolutionäre Annäherung an Erfolg*[10], beschreibt diese Art von Motivation als "den Wunsch, anderen Menschen und Gruppen zu helfen"[11]. Weder extrinsische noch intrinsische Motivation umfassen vollständig die Idee, etwas aus dem Wunsch heraus zu tun, anderen zu helfen, sodass prosoziale Motivation eine dritte Art von Motivation ist.

Von allen Motivationsarten ist die prosoziale Motivation oft die stärkste. Können Sie sich vorstellen, dass jemand sich selbst opfert, um in den Augen anderer gut auszusehen oder weil sie sich selbst ausdrücken möchte? Wie steht es mit einer Mutter, die ihr Leben für ihre Kinder opfert?

Prosoziale Motivation kann folgende Formen annehmen:

- Jemandem zu helfen, seine Lebensumstände zu verbessern (ein Ehemann kümmert sich um seine Gesundheit, damit er mit seiner aktiven Frau mithalten und an ihren Lieblingssportarten teilnehmen kann);

- Jemandem zu helfen, Schmerzen oder Leiden zu vermeiden (ein Großvater, der trainiert, um das Risiko eines Schlaganfalls zu reduzieren, damit seine Enkelkinder nicht wegen seines frühen Todes leiden müssen);

- Etwas tun, um eine bestimmte Sache zu unterstützen (einen Marathon laufen, um Geld für ein Hospiz zu sammeln).

Es ist zwar nicht notwendig, eine prosoziale Motivation zu haben, um eine Gewohnheit in Ihr Leben einzuführen, aber prosoziale Motivation allein kann ausreichen, damit Sie für immer an Ihren Gewohnheiten festhalten.

Ein lebenslanger Raucher kann ohne weitere Motivatoren über Nacht mit dem Rauchen aufhören, wenn seine Tochter ihm sagt, dass sie will, dass er bei ihrer Hochzeit dabei ist - und nicht in einem Grab liegt.

Obwohl es für andere Menschen ist, beachten Sie bitte, dass es bei dieser Motivation nicht um Druck geht - es geht um Ihr ernsthaftes Verlangen, jemandem zu helfen und nicht darum Gruppenzwang zu erliegen. Ein Ehemann, der versucht mit dem Rauchen aufzuhören, weil seine Frau jeden Tag an ihm herum nörgelt, profitiert nicht von prosozialer Motivation. Aber ein Ehemann, der mit dem Rauchen aufhören will, weil er seine Frau liebt und mehr Zeit mit ihr verbringen möchte, schon.

Wenn Sie versuchen, mehr körperliche Aktivität in Ihrem Leben einzuführen, überlegen Sie, wer außer Ihnen auch noch von dieser Veränderung in Ihrem Leben profitieren könnte. Behalten Sie diese Person im Hinterkopf, wenn Sie in Versuchung geraten, aufzugeben oder Ihrer Faulheit nachgeben wollen. Es ist ein starker Motivator, wenn jemand oder etwas (eine bestimmte Ursache) Ihnen wichtiger ist als Sie sich selbst.

Push und Pull

Motivation kann auch in Push-Motivation und Pull-Motivation unterschieden werden.

Push-Motivation bedeutet, sich selbst dazu zu bringen, ein bestimmtes Ziel zu erreichen, während es bei Pull-Motivation darum geht, sich zu etwas, das man sich wünscht, derart hingezogen zu fühlen, dass man einfach nicht anders kann, als an dem Ziel zu arbeiten, ungeachtet von Hindernissen und anderer Faktoren[12].

In diesem Sinne hängt die Push-Motivation von Ihrer Willenskraft ab - sie ist nur so stark wie Ihr Wille, das Ziel zu erreichen. Im Falle der Pull-Motivation spielt die Willenskraft keine Rolle – Sie werden von etwas das Sie begehren derart angezogen, dass Sie nicht aufhören wollen, bis Sie es erreichen.

Es hat etwa sechs Jahre und mehrere verschiedene Unternehmen gedauert, bis ich einen Geschäftssinn entwickelt hatte und schließlich eine profitable Firma gründen konnte (und noch ein paar mehr danach). Was mich motiviert hat, war nicht der Push - es war der pure Pull, der Wunsch, ein vollwertiger, kampferprobter Unternehmer zu werden. Unabhängig von den Hindernissen und Problemen, die mit der Achterbahn der Unternehmensführung verbunden sind, habe ich nie daran gedacht, mein Unternehmertum aufzugeben - nicht ein einziges Mal.

Wie kann man eine so starke Pull-Motivation für Bewegung entwickeln? Das ist die Frage, die ich nicht für Sie beantworten kann - das ist etwas, das auf Ihre Umstände und Ihre Persönlichkeit bezogen und daher einzigartig ist. In meinem Fall hat mich die Faszination des Unternehmertums schon als Kind angezogen. Das ist ein klares Beispiel für eine "Pull" -Motivation.

Später in meinem Leben, habe ich das Gleiche erlebt, als ich mit dem Indoor-Klettern anfing. Ich musste mich nicht "drängen", um besser zu werden und um drei- bis viermal pro Woche ins Fitnessstudio zu gehen - die Aktivität hat mich sofort angezogen – wie eine Sucht.

Was hat Sie schon immer angezogen in Bezug auf Fitness, aber Sie haben es nie wirklich in Ihrem

Leben in Erwägung gezogen? War es die Schönheit des argentinischen Tangos? Die sanften, kontrollierten Bewegungen eines Kletterers? Der kraftvolle mentale Kampf eines Marathonläufers und das folgende unübertreffliche Erfolgsgefühl?

Denken Sie an die Dinge, von denen Sie angezogen werden und welche körperlichen Aktivitäten Sie dorthin bringen können. Drängen Sie sich nicht dazu, eine körperlich aktive Person zu werden - lassen Sie sich von der körperlichen Aktivität anziehen – dadurch was sie repräsentiert, welche Art von Lebensstil mit ihr verbunden ist oder wegen des Konzeptes das dahinter steht (z. B. wie Sie Ihre Sexualität entfesseln können, wenn Sie tanzen oder wie Sie innere Ruhe beim Yoga finden können).

Bitte beachten Sie, dass die Push / Pull-Unterscheidung etwas anderes ist als extrinsische und intrinsische Motivation - es ist nicht unbedingt etwas, das Sie tun, weil Sie es genießen, sondern ein Ziel, das so verlockend ist, dass Sie nicht anders können als es zu verfolgen.

Ziehen Sie sich selbst von Anfang an zur Rechenschaft

Rechenschaftspflicht ist eine der stärksten Formen der extrinsischen Motivation. Während die intrinsische Motivation Sie immer weiter bringen und weniger problematisch sein wird, ist es eine ausgezeichnete Idee, sie mit Rechenschaftspflicht noch weiter zu verstärken und die Selbstveränderung somit noch einfacher zu machen, insbesondere wenn Sie schon seit längerem einen bewegungsarmen Lebensstil führen.

Der einfachste Weg, um sich von Anfang an zur Rechenschaft zu ziehen, ist die Festlegung von finanziellen Einsätzen. Es gibt Websites wie www.stickK.com, die Ihnen helfen können, Ihre Vorsätze einzuhalten. Sie können Ihrem Freund auch einfach Geld geben und ihm erlauben es auszugeben oder an eine Wohltätigkeitsorganisation oder eine Organization zu spenden welche Sie nicht unterstützen (um einen noch größeren Anreiz zu schaffen nicht zu versagen), falls Sie Ihr Wort nicht halten.

Seien Sie konkret mit dem, was Sie erreichen wollen und wann Sie es erreichen wollen. Ihre Idee funktioniert nur, wenn es keine Möglichkeit gibt, den Vertrag neu zu verhandeln - Sie erreichen entweder das Ziel oder verlieren das Geld. Der Schmerz darüber, dass Geld einmal zu verlieren, wird Ihre Entschlossenheit beim nächsten Mal wenn Sie aufgeben wollen, stärken.

Eine andere Möglichkeit, sich von Anfang an zur Rechenschaft zu ziehen, ist es, mit einem Freund zu trainieren.

Eine von Brandon C. Irwin und seinen Kollegen an der Michigan State University durchgeführte Studie hat gezeigt, dass das Training mit einem Partner die Leistung bei Aerobic-Übungen durch den Köhler-Effekt verbessert, ein Phänomen, das entsteht, wenn eine Person härter als Mitglied einer Gruppe trainiert, als wenn sie alleine ist[13].

Wenn Sie sich jedoch entscheiden, mit einem Partner zu trainieren, der Ihnen in Bezug auf körperliche Aktivität ähnlich ist, besteht das Risiko, dass Sie sich gegenseitig Ausreden erlauben, um nicht zu trainieren.

Aus diesem Grund sollten Sie einen anspruchsvolleren Fitnesspartner finden, idealerweise jemanden mit einer bereits entwickelten Fitness-Routine, der Sie zum Training antreiben wird. Eine Studie aus dem Jahr 2012 deutet darauf hin, dass das Trainieren mit einem etwas besseren Partner, die meisten Menschen hartnäckiger macht[14]. Für die besten Ergebnisse, sollte man also jemanden finden, der etwas athletischer ist, um Ihnen dabei zu helfen bei Ihrer neuen Gewohnheit zu bleiben.

Wie man mit Verzögerungstaktiken umgeht und sie überwindet

Körperliche Aktivität aufzuschieben, ist typisch für Menschen, die nicht regelmäßig Sport treiben.

Dafür gibt es drei häufige Gründe:

1. Sie freuen sich nicht auf die Übung, weil Sie sie nicht mögen.

Von den drei häufigsten Gründen, warum viele Menschen Sport aufschieben, ist dies der am einfachsten lösbare. Genau wie manche Leute

Dutzende von anderen Aufgaben finden, wenn sie eigentlich für eine langweilige Prüfung lernen sollten, so finden auch viele Leute etwas "besseres", wenn sie eigentlich trainieren sollten.

Das ist ein großartiges Beispiel für einen Mangel an intrinsischer Motivation (Sport nicht wirklich genießen zu können). Wenn Sie vor kurzem mit einer neuen Sportart begonnen haben, aber nur selten motiviert sind, diese auszuüben und zu trainieren, ist es wahrscheinlich nicht die richtige Sportart für Sie.

Die richtige Sportart sollte Sie anziehen und Sie sollten idealerweise von Anfang an davon besessen sein. Wenn Sie diese am Nachmittag oder Abend ausführen, sollte es nichts sein das Sie den ganzen Tag negativ beschäftigt als ein weiterer Punkt auf Ihrer To-Do-Liste. Es sollte etwas sein, auf das Sie sich freuen und das Sie kaum erwarten können.

In gewisser Weise kann Aufschiebung aber auch ein nützliches Werkzeug sein, um Ihnen dabei zu helfen festzustellen, was für Sie funktioniert und was nicht. Wenn Sie das Lernen immer aufschieben, studieren Sie vielleicht nicht das Richtige. Wenn Sie

Ihre Aufsätze immer aufschieben und Sie diese beispielsweise durch Programmieren ersetzen, ist es vielleicht Ihr Unterbewusstsein, das Ihnen sagt, dass Ihre Stärke im Programmieren liegt und das Aufsätze Sie nur davon ablenken.

Sie werden Ihre Verzögerungstaktiken nicht loswerden, wenn Sie nicht die Art von Übung finden, die sich gut anfühlt. Wie bereits erwähnt, ist die Idee, den Sport zu genießen, eine der wichtigsten Konzepte, um eine regelmäßige körperliche Aktivität einzuführen. Wir werden in einem späteren Kapitel ausführlicher darauf eingehen. Dort werden Sie lernen wie Sie Ihre Verzögerungstaktiken überwinden können falls Sie diese aus dem behandelten Grund ausüben.

2. Sport ist nicht etwas, das Sie automatisch tun.

Selbst wenn Sie wissen, dass Bewegung gut für Sie ist und Sie sich während und nach dem Sport gut fühlen, schieben Sie es vielleicht trotzdem noch auf.

Der Grund für dieses Verhalten ist normalerweise, dass es kein automatisiertes Verhalten für Sie ist und Sie daher Willenskraft brauchen, um loszulegen. Da das Niveau Ihrer Willenskraft schwankt, ist es leicht, Training aufzuschieben, auch wenn Sie es eigentlich mögen.

Das zugrundeliegende Problem ist nicht die Aktivität an sich, sondern sich darauf vorzubereiten - Ihre Fitness-Ausrüstung anzuziehen, zu Ihrer örtlichen Kletterhalle zu fahren oder Ihre Playlist für eine Jogging-Session runterzuladen.

Die Lösung ist einfach - Sie müssen Sport so automatisch machen, dass er sich wie Zähneputzen oder Duschen während Ihrer Morgenroutine anfühlt. Egal, wie hoch oder wie niedrig Ihre Willenskraft ist, Sie müssen mit diesen Dingen nicht kämpfen, weil es Teile Ihrer automatisierten Routine sind, richtig?

Laut Charles Duhigg, dem Autor von *Die Kraft der Gewohnheit: Warum wir tun, was wir tun, im Leben und in der Wirtschaft* [15], besteht eine Gewohnheit aus drei Elementen: Stichwort (Auslöser), Handlung und Belohnung.

James Clear, ein Autor und Forscher von Verhaltenspsychologie, Gewohnheitsbildung und Leistungsverbesserung, nennt es die 3

Grundvoraussetzungen der Gewohnheitsbildung - Erinnerung (Stichwort oder Auslöser), Routine (Handlung) und Belohnung[16].

Im Falle von Training, könnte die Erinnerung bzw. das Stichwort Ihre Laufschuhe sein, die am Morgen vor Ihrem Bett stehen, die Routine bzw. Handlung wäre, dass Sie sich diese anziehen und joggen gehen und die Belohnung wäre der Ansturm von Endorphinen. Bei richtiger Anwendung, ist das ein sich selbst verstärkender Mechanismus, der die Gewohnheit mehr und mehr automatisiert, bis sie so natürlich wie das Zähneputzen am Morgen ist.

Es erfordert ständiges Training, eine Gewohnheit zu entwickeln, aber sobald diese Gewohnheit ein Teil Ihrer täglichen Routine ist, werden Sie sich nicht länger mit Verschiebungsproblemen auseinandersetzen müssen. Wählen Sie eine Erinnerung, die sich nicht ändert und auf welche immer einen bestimmte Handlung folgt die mit einer bestimmten Belohnung verstärkt wird.

Eine paar gute Tipps für derartige Erinnerungen sind:

- Eine bestimmte Zeit an einem bestimmten Tag. Zum Beispiel gehe ich entweder am Dienstag oder am Donnerstag um 7 Uhr morgens schwimmen. Nachdem Sie eine solche Routine mehrere Wochen oder Monate befolgt haben, können Sie gar nicht anders als es aus Gewohnheit zu tun.

- Eine Erinnerung auf Ihrem Telefon (idealerweise mit einem bestimmten Ton oder einem bestimmten Lied). Ich habe beim Liegestütze machen immer ein bestimmtes Lied gespielt. Bis heute erinnert mich dieses Lied nun an Liegestütze.

- Ein vorhandenes Verhalten. Zum Beispiel, wenn Sie am Morgen meditieren, kann das als Erinnerung dienen, direkt danach zu trainieren.

Wenn Sie mit einer neuen Trainingsgewohnheit beginnen, fangen Sie klein an. Sie müssen nicht mit der Gewohnheit beginnen, jeden Tag 60 Minuten lang joggen zu gehen. Sogar fünf Minuten joggen in der Nachbarschaft, ist genug, um ein neues Verhalten zu automatisieren. In der Tat ist es sogar besser, so klein wie möglich anzufangen, sodass es (wenn überhaupt) nur sehr wenig Widerstand gibt. Wie Leo Babauta,

Blogger bei ZenHabits.net es ausdrückt: "Machen Sie es sich so einfach, dass Sie nicht nein sagen können"[17].

Wichtig ist nicht die Handlung an sich, sondern die sich selbst verstärkende Gewohnheit zu entwickeln. Wenn Sie bereits die Gewohnheit haben, eine Minute am Tag zu trainieren, ist es viel einfacher, diese Gewohnheit in 2, 5 oder 10 Minuten zu verwandeln, anstatt direkt mit 10 Minuten anzufangen.

Sie dürfen natürlich nicht Ihre Belohnung vergessen. Ein ungesunder Snack nach dem Training ist keine gute Idee, da er Ihnen nicht helfen wird, Ihr ultimatives Ziel – die Verbesserung Ihrer Gesundheit - zu erreichen.

Wenn Sie den richtigen Sport auswählen, wird das Gefühl der Freude die einzige Belohnung sein, die Sie brauchen werden. Alternativ, könnten Sie sich mit einer gesunden Mahlzeit, einem Nickerchen, einer Massage oder einem Abend mit Freunden belohnen - alles, was Sie gerne machen, ohne Ihren Fitnessfortschritt zu ruinieren.

3. Sie haben sich an einen bewegungsarmen Lebensstil gewöhnt.

Wenn Sie für einen Großteil Ihres Lebens einen bewegungsarmen Lebensstil geführt haben, können Sie nicht erwarten, innerhalb von einer Woche ein Fitnessprofi zu werden. Beginnen Sie so klein wie möglich und arbeiten Sie daran, den Widerstand gegen Bewegung zu brechen.

Einfache Entscheidungen, sich tagsüber ein wenig mehr zu bewegen (die Treppe anstelle des Aufzugs zu nehmen, nicht zu fahren, wenn Sie laufen könnten), kann Ihre Bereitschaft, aktiver zu werden, wieder aktivieren. Planen Sie diese "Übungen" nicht ein. Ersetzen Sie einfach Ihre bestehenden Verhaltensweisen durch weniger bequeme, aber dennoch überschaubare Änderungen, um mehr körperliche Aktivität in Ihrem Leben einzuführen.

Erwarten Sie nicht, dass Sie gar keinen Widerstand bemerken, insbesondere wenn es schon Monate oder Jahre her ist, seit Sie sich zuletzt körperlich betätigt haben. Ebenso sollten Sie nicht erwarten, dass Sie 10 Liegestütze machen können, wenn Sie noch nie zuvor eine Liegestütze gemacht haben.

Fangen Sie langsam an und lassen Sie den Widerstand jeden Tag ein bisschen kleiner werden, bis Sie es nicht mehr schwierig finden, bewusst neue Trainingsgewohnheiten einzuführen. Wenn Sie alles zu schnell machen, erhöhen Sie nur das Risiko einer Verletzung oder von Schmerzen und einer anschließenden schlechten Assoziation mit Bewegung.

WIE SIE DIE MOTIVATION ENTWICKELN, ZU TRAINIEREN: KURZE WIEDERHOLUNG

1. Die extrinsische Motivation konzentriert sich auf Belohnungen und Strafen. Sie kann die Form der Erreichung eines bestimmten Gewichts oder Taillenumfangs annehmen oder einen Sexualpartner anziehen zu wollen, Krankheiten oder Druck von anderen zu vermeiden oder vielleicht sogar eine finanzielle Wette nicht verlieren zu wollen.

Für die meisten Menschen reicht die extrinsische Motivation nicht aus, um eine regelmäßige Gewohnheit zu entwickeln. Sie kann aber eine würdige Ergänzung zu einer Reihe von starken intrinsischen und / oder prosozialen Motivatoren sein.

2. Die intrinsische Motivation konzentriert sich auf das, was in Ihnen selbst steckt. In diesem Sinne ist sie autark, da sie nicht von außen, sondern von Ihnen gesteuert wird. Intrinsische Motivation kann der Wunsch sein, sich zu verbessern, etwas zu genießen oder sich herauszufordern. Sie kann auch der Selbstanalyse oder dem Selbstausdruck dienen.

Intrinsische Motivation ist der primäre Kraftstoff, den Sie verwenden können, um eine Gewohnheit einzuführen. Beginnen Sie mit der Auswahl einer Aktivität, die Sie wirklich genießen und die Sie auch dann tun würden, wenn sie nicht mit anderen Belohnungen wie besserem Aussehen, mehr Status usw. verbunden wäre.

3. Die prosoziale Motivation konzentriert sich auf den Wunsch, anderen zu helfen. Sie möchten etwas tun, damit Sie das Leben von jemand anderem verbessern können, jemandem dabei helfen können Schmerz zu vermeiden oder Sie möchten eine Sache unterstützen, an die Sie glauben. Das ist normalerweise die stärkste und langlebigste Quelle der Motivation, die Sie unabhängig von anderen Umständen motiviert.

Um Ihre eigenen prosozialen Motivatoren zu finden, denken Sie an Menschen in Ihrem Umfeld, die von Ihrer Veränderung profitieren würden (zum Beispiel werden Ihre Kinder mehr körperliche Aktivität mit Ihnen als Begleiter genießen und folglich zu gesunden, aktiven Erwachsenen heranwachsen). Denken Sie immer dann an Ihre "Warum" - Person, wenn Sie in Versuchung geraten aufzugeben. Wenn es nicht mehr um Sie geht, sondern in erster Linie um jemand anderen, ist es einfacher, sich an neue Vorhaben zu halten.

4. Sie können sich auf ein bestimmtes Ziel hinbewegen oder sich von diesem anziehen lassen. Push-Motivation ist in der Regel schwächer, weil sie von Ihrer Willenskraft abhängt und die Motivation somit verschwindet sobald die Willenskraft nachlässt. Pull-Motivation ist besser, denn anstatt Ihre Willenskraft einzusetzen, um ein Ziel zu erreichen, lassen Sie sich von dem Ziel anziehen.

Beim Training können Sie von der Pull-Motivation profitieren, indem Sie eine Art körperliche Aktivität entdecken, die Sie interessiert. Es kann ein bestimmter Prozess sein, das Konzept dahinter oder ein damit verbundener Lebensstil.

5. Rechenschaftspflicht ist ein Beispiel für eine sehr effektive Art der extrinsischen Motivation. Sie ist zwar nicht unbedingt notwendig, um Ihnen bei der Erreichung Ihrer Ziele zu helfen, aber sie ist eine

wertvolle Ergänzung für Menschen mit einer schwachen Entschlossenheit. Zwei Arten von Verantwortlichkeit, die Sie in Ihrem Leben einführen können, sind finanzielle Einsätze und ein Fitnesspartner.

Im ersten Fall wird die Angst, Geld zu verlieren, Sie daran hindern aufzugeben. Im zweiten Fall wird Ihr Partner (idealerweise jemand, der besser ist als Sie) Ihr Sergeant sein und Sie dazu drängen, weiterzumachen und Sie zur Verantwortung ziehen.

6. Verzögerungstaktiken werden normalerweise dadurch verursacht, dass man die falsche Sportart auswählt, kein automatisiertes Verhalten hat oder sich so an Faulheit gewöhnt hat, dass alle Änderungsversuche überwältigenden Widerstand verursachen. Um diese Probleme zu lösen, stellen Sie sicher, dass Sie sich auf Ihre Übungen freuen, sowie eine Gewohnheit entwickeln und allmählich den Widerstand verringern, indem Sie kleine Änderungen in Ihrer täglichen Routine einführen.

Kapitel 2: So finden Sie Zeit zum Trainieren

Sie würden gerne anfangen zu trainieren, aber Sie können einfach die Zeit dafür nicht finden. Tatsache ist, Sie haben jetzt schon zeitliche Probleme, um andere wichtige Aufgaben zu erledigen, ganz zu schweigen davon, Ihrem Zeitplan noch eine weitere reguläre Aktivität hinzuzufügen.

Wenn Sie nur mehr Zeit hätten, dann könnten Sie mehr körperliche Aktivität in Ihr Leben einführen. Aber ist Zeit wirklich das Problem hier oder gibt es vielleicht doch einige Möglichkeiten, die Zeit zu finden, um regelmäßig zu trainieren? Das werden wir in diesem Kapitel besprechen.

Wir beginnen mit einem äußerst wichtigen Tipp, der immer dann im Vordergrund stehen sollte, wenn Sie sagen: "Ich habe keine Zeit für Sport."

Wir werden die optimalsten Tageszeiten für Sport besprechen und uns mit dem Unterschied zwischen schnellen und zeitaufwendigen Übungen auseinandersetzen (und wie Sie diese Ihrem bereits vollem Terminkalender anpassen können).

Abschließend werde ich Ihnen einige konkrete Tipps geben, wie Sie sich mehr Zeit zum Trainieren nehmen können - selbst wenn Sie sehr beschäftigt sind und nicht einmal 15 Minuten am Tag verschwenden können.

Der erste Schritt: Machen Sie Gesundheit zu Ihrer Priorität

Sport kann zeitaufwendig sein und für beschäftigte Menschen, kann es sehr schwierig sein, auch nur 15 Minuten am Tag zu finden, die sie dem Sport widmen können. Allerdings ist dies eine sehr kurzsichtige Betrachtung der Dinge.

Immer wenn Sie sagen, dass Sie keine Zeit für Sport haben, sagen Sie eigentlich, dass Ihre Gesundheit Ihnen weniger wichtig ist, als andere Dinge im Leben. Wenn Sie jedoch nach Ihren Werten gefragt werden, würden Sie nicht sagen, dass Arbeit Ihre oberste Priorität ist, oder? Die meisten Menschen setzen Gesundheit an die Spitze ihrer zentralen Werte im Leben. Doch ihre tägliche Routine spiegelt dies nicht wider.

Wie man zu sagen pflegt, wenn Sie sich keine Zeit für Ihre Gesundheit nehmen, müssen Sie sich Zeit für Krankheiten nehmen. Das stimmt zu 100%. Zahlreiche Studien zeigen, dass Bewegungsmangel eine Hauptursache für Krankheiten ist.

So wird es zum Beispiel in einem Artikel aus dem Jahr 2012 beschrieben: "Der Körper stellt sich schnell auf unzureichende körperliche Aktivität ein und wenn dies fortgesetzt wird, führt es zu einer erheblichen Abnahme sowohl der Gesamtanzahl an Lebensjahren als auch der guten Lebensjahre. Es gibt schlüssige Beweise dafür, dass körperliche Inaktivität eine der wichtigen Ursachen für die meisten chronischen Krankheiten ist. Darüber hinaus verhindert oder verzögert körperliche Aktivität in erster Linie chronische Krankheiten, was bedeutet, dass chronische Erkrankungen nicht zwangsläufig etwas unvermeidliches im Leben sein müssen"[18].

Ein weiterer Artikel aus dem Jahr 2012 über die Auswirkungen körperlicher Inaktivität auf wesentliche nichtübertragbare Krankheiten weltweit, schätzt, dass körperliche Inaktivität für 6% der koronaren Herzkrankheiten, für 7% der Typ-2-Diabetes, 10% Brustkrebs und 10% Darmkrebs verantwortlich ist. Im Allgemeinen verursacht Inaktivität 9% der vorzeitigen Mortalität[19].

Diese Zahlen sind sehr konservativ, da die Daten bezüglich der körperlichen Aktivität von den Testpersonen selbst berichtet wurden und viele notorisch überschätzen, wie viel Bewegung sie bekommen, genauso wie viele Leute unterschätzen, wie viel sie essen.

Eine im Jahr 2015 durchgeführte Studie mit über 334.000 europäischen Männern und Frauen hat ergeben, dass doppelt so viele Todesfälle auf Bewegungsmangel zurückzuführen sind, als auf die Zahl der durch Fettleibigkeit verursachten Todesfälle[20]. Die Autoren der Studie teilten eine überraschende Tatsache mit: ein täglicher 20-minütiger flotter Spaziergang (das Verbrennen von ca. 90 bis 110 Kalorien), versetzt eine körperlich inaktive Person, in die Gruppe der "mäßig inaktiven", was wiederum das Risiko eines vorzeitigen Todes um 16 bis 30% reduziert.

Ich könnte den ganzen Tag lang die wissenschaftliche Forschung über die Gefahren körperlicher Untätigkeit zitieren, aber ich denke, ich habe meinen Standpunkt bereits bewiesen - Sie können es sich nicht leisten, keinen Sport zu betreiben und ein Mangel an Zeit ist keine Ausrede, um es nicht zu tun.

Nehmen wir an, Sie sparen zweieinhalb Stunden pro Woche (die vom Gesundheitsministerium empfohlene wöchentliche Zeit für körperliche Aktivitäts[21]) durch Untätigkeit. Das sind ungefähr 22 Minuten pro Tag oder 130 Stunden pro Jahr.

Hört sich viel an?

Dann überlegen Sie sich mal, wie viel Zeit Sie benötigen würden, um sich zu erholen, wenn Sie aufgrund mangelnder körperlicher Aktivität krank werden würden. Sogar eine einfache Erkältung kann zu einigen Tagen mit verminderter Produktivität und zusätzlichen Kosten für Medikamente führen. Und wir reden nicht einmal über chronische Krankheiten, die Unsummen im Jahr kosten und Hunderte von Stunden an Arztbesuchen vergeuden, regelmäßige Kontrolluntersuchungen und Zeit die damit verbracht wird zu erforschen, wie wir uns vielleicht wieder besser fühlen könnten, usw.

Wenn Sie diese Berechnungen im Kopf behalten und sich jedes Mal an sie erinnern, wenn Sie sagen "Ich habe keine Zeit für Bewegung", werden Sie feststellen, dass Sie einen schlechten Handel abschließen zwischen der Ersparnis von 22 Minuten pro Tag und dem möglicherweise extremen Zeitverlust später im Leben weil Sie sich super schlecht fühlen.

Darüber hinaus haben wir noch nicht einmal die zusätzlichen schlechten Seiten von körperlicher Inaktivität berücksichtigt wie z. B.:

- Eine schwächere Fähigkeit, mit Stress, Angstzuständen und/oder Depressionen umzugehen (Sport kann bei klinisch depressiven Patienten Symptome lindern[22], Angstempfindlichkeit reduzieren[23] und Depression und Angstzustände behandeln[24])

- Verringerte Wahrnehmung Ihrer Attraktivität (Sport verbessert das Selbstwertgefühl bei Frauen[25] und ist sogar noch effektiver, wenn er im Freien ausgeübt wird[26])

- Schwächere Intelligenz (Sport verbessert die kognitive Funktion bei jungen erwachsenen Männern[27] und verhindert kognitiven Verfall, der nach dem 45. Lebensjahr beginnt[28])

- Geringere Produktivität (Sport steigert die Produktivität[29] und die Energie[30])

- Schlechtere Kreativität (Sport steigert die Kreativität[31])

- Schlechterer Schlaf (Sport verbessert den Schlaf[32])

Doch Sie sparen lieber 22 Minuten am Tag, anstatt Ihre Lebensqualität enorm zu verbessern und mehr in weniger Zeit zu schaffen? Außerdem ist diese Liste nur eine kleine Auswahl aller Vorteile von körperlicher Aktivität.

Wenn ich Ihnen sagen würde, dass eine Investition von 25 Minuten Bewegung pro Tag Ihnen eine zusätzliche Stunde an Produktivität pro Tag einbringen würde, würden Sie dann immer noch keine Zeit für Bewegung haben? Wenn ich Ihnen 60 Euro für 25 Euro verkaufen würde, würden Sie mir immernoch sagen, dass Sie nicht genug Geld dafür hätten?

Wann sollten Sie trainieren?

Die meisten Menschen, die eine reguläre Arbeitszeit haben, trainieren entweder morgens oder am späten Nachmittag oder Abend. Es gibt Vor- und Nachteile für jeden dieser Zeitabschnitte, also betrachten Sie bitte den Rat, den ich unten gebe als allgemeine Richtlinie welche Sie Ihrem Tagesablauf anpassen können.

Training am Morgen

Vorteile:

Der Hauptvorteil des Trainings am Morgen ist, dass Sie viel Energie haben. Es ist verlockender, auf das Training am Nachmittag oder am Abend zu verzichten, wenn Sie nach einem Arbeitstag müde sind oder sich noch um die Hausarbeit kümmern müssen.

Darüber hinaus, wenn Sie am Morgen trainieren, sind Sie für den Tag mit dem Sport fertig - er ist nicht mehr als noch zu erledigende Sache in Ihrem Kopf und Sie müssen nicht mehr daran denken.

Es hat auch nicht wirklich einen negativen Einfluss auf Ihr soziales Leben (nicht viele Leute wollen sich morgens um sieben Uhr mit Ihnen treffen) und gibt Ihnen etwas, auf das Sie schon morgens stolz sein können, ein gutes Gefühl bezüglich Ihrer Produktivität.

Wenn Sie im örtlichen Fitnessstudio trainieren, ist ein zusätzlicher Vorteil, dass es morgens normalerweise leer ist oder nur sehr wenige Leute dort sind. Der Gedanke an ein überfülltes Fitnessstudio am späten Nachmittag ist nicht sehr motivierend.

Körperliche Aktivität am Morgen - auf nüchternen Magen - ist auch vorteilhaft für die Gewichtsabnahme. Wie eine britische Studie von 2013 gezeigt hat, können Menschen bis zu 20% mehr Körperfett verbrennen, indem sie morgens auf nüchternen Magen trainieren[33].

Nachteile:

Die Zeit am Morgen ist normalerweise begrenzt und wenn Sie eine Sportart ausüben wollen, die nur an einem bestimmten Ort durchgeführt werden kann (z. B. Klettern in einer Kletterhalle), ist es möglich, dass die Halle noch nicht geöffnet hat. Aus diesem Grund sind die Morgende besser für Bewegungen, die nicht viel Zeit in Anspruch nehmen und entweder zu Hause, in der Umgebung oder an einem Ort, der früh aufmacht (wie ein Fitnessstudio) ausgeübt werden können.

In einigen Fällen können morgendliche Trainingseinheiten auch eine größere Herausforderung für Ihre Willenskraft darstellen, als das Training am Nachmittag. Es kann schrecklich sein, früh am Morgen aufstehen zu müssen und zu merken, dass es draußen unter dem Gefrierpunkt ist und Sie Ihr warmes Bett zum Trainieren verlassen müssen.

Mannschaftssportarten werden normalerweise auch erst später am Tag betrieben und Sie sollten nicht erwarten, dass Sie Ihr gesamtes Team morgens um sechs Uhr zu einem Spiel animieren können.

Vorschläge:

Zu den körperlichen Aktivitäten, die am Morgen gut funktionieren, gehören:

- Joggen oder flottes Gehen (auch Nordic Walking). Sie müssen dies nicht an einem bestimmten Ort tun (obwohl es offensichtlich in einem Wald oder Park schöner ist, als durch die Stadt zu laufen) und es ist eine schöne Art, den Tag zu beginnen. Schon 20-30 Minuten sind ausreichend, um Sie für den ganzen Tag mit Energie zu versorgen und sich um Ihr tägliches körperliches Bedürfnis zur Bewegung zu kümmern;

- Jede Art von Übung, die Sie zu Hause machen können, entweder mit Maschinen oder mit Hanteln. Wenn Sie ein stationäres Fahrrad haben, kann Radfahren für 20-30 Minuten Ihren Tag einleuten. Wenn Sie ein Heimstudio (oder ein Fitnessstudio in Ihrer Garage oder Ihrem Keller) haben, dann sollte das Ihre erste Wahl für das Training am Morgen sein. Eine effektive Gewichthebe-Sitzung sollte nicht länger als 45 Minuten dauern und ist perfekt, um Ihrem Körper eine angemessene Dosis an Bewegung zu geben.

- Yoga, Pilates, Tai Chi und ähnliche Sportarten sind auch perfekt am Morgen. Sie sind nicht nur ein guter Weg, um Ihren Körper in Bewegung zu bringen, sondern bringen Sie auch in einen quasi-meditativen Zustand, der Sie beruhigen kann und Sie auf den bevorstehenden Tag vorbereiten wird.

- Radfahren. Eine schnelle Radtour am Morgen, bevor starker Verkehr die Straßen blockiert (wenn es keinen Park oder Wald in Ihrer Nähe gibt), kann eine belebende und entspannende Erfahrung sein;

- Dehnübungen (einschließlich Schaumrollen). Wenn Sie nicht viel Zeit haben, versuchen Sie wenigstens ein paar grundlegende Dehnübungen zu machen. Ich verwende normalerweise morgens meine Schaumrolle, um die Spannung in meinen Muskeln zu reduzieren.

- Schwimmen. Viele Schwimmbäder öffnen früh am Morgen. Wenn Sie unter Rückenschmerzen leiden - wie es heutzutage viele Leute tun - sollten Sie regelmäßig schwimmen. Eine im Jahr 1996 durchgeführte japanische Studie über Schwimmen und Rückenschmerzen zeigte, dass mehr als 90% der Patienten das Gefühl hatten, dass ihre Rückenschmerzen sich nach 6 Monaten der Teilnahme an einem Schwimmprogramm verbessert hatten[34]. Ein finnischer systematischer Bericht aus dem Jahr 2009 hat auch bestätigt, dass Schwimmen für Patienten, die an chronischen Kreuzschmerzen und schwangerschaftsbedingten Kreuzschmerzen leiden, von Vorteil sein kann[35].

Das sind nur ein paar Vorschläge und es gibt viele weitere Sportarten, die morgens funktionieren können. Zum Beispiel, wenn Sie Tennis spielen und es gibt eine Tenniswand in Ihrer Nähe (oder wenn Sie einen Partner haben, der auch früh aufwacht), kann es eine angenehme morgendliche Routine sein, um Ihr Blut zum pumpen zu bringen und um Ihre Fähigkeiten zu verbessern.

Wenn Sie morgens nicht arbeiten, haben Sie viel mehr Möglichkeiten zur Auswahl - vor allem, wenn Sie einen Fitness-Freund, einen Freund, oder einen

Ehepartner haben, der auch morgens nicht zur Arbeit gehen muss.

Trainieren am Nachmittag oder am Abend

Vorteile:

Der größte Vorteil des Trainings am Nachmittag ist, dass, solange Sie alle anderen für den Tag geplanten Dinge bereits erledigt haben, Sie eine bestimmte Sportart ohne strikte Zeitbegrenzung ausüben können. Es ermöglicht Ihnen, zeitaufwendigere Sportarten, Mannschaftssportarten oder körperliche Aktivitäten der sozialeren Art auszuüben.

Man kann zwar auch am Morgen trainieren gehen (wenn Ihr Fitnessstudio früh genug aufmacht), ein großer Teil des Vergnügens kommt aber von der Tatsache, dass man es mit anderen Menschen zusammen machen kann.

Das Gleiche gilt für andere Sportarten, die man normalerweise mit anderen Leuten zusammen macht, wie Extremsportarten aller Art (Skateboarden, Surfen, Kitesurfen, etc.), alle Mannschaftssportarten (man kann die meisten alleine üben, aber nicht alleine spielen), sowie Kampfsportarten, Golf und andere soziale Arten der körperlichen Bewegung wie zum Beispiel Tanzen.

Nachteile:

Der größte Nachteil der körperlichen Aktivität am Nachmittag oder am Abend ist, dass die meisten Menschen nach 17 Uhr weniger Energie haben, besonders nach 8 Stunden Arbeit.

Wenn Sie morgens nicht trainieren können und Nachmittage oder Abende die einzigen Optionen sind, stellen Sie sicher, dass der Sport den Sie ausüben, etwas ist, worauf Sie sich freuen. Ein guter Test, ob eine bestimmte Sportart die richtige für Sie ist, ist zu sehen, ob Sie tagsüber darüber nachdenken - freuen Sie sich oder haben Sie keine Lust darauf?

In der Vergangenheit war ich dazu gezwungen, als Teil meines Studienplans an der Universität, Abends Judo zu praktizieren. Ich fürchtete jeden Tag, weil es mir keinen Spass machte. Ich halte mich selbst für eine recht selbstdisziplinierte Person (sonst würde ich keine Bücher über Selbstdisziplin schreiben, oder?). Aber selbst für mich ist es eine

Herausforderung, am Nachmittag oder am Abend zu trainieren, wenn es sich um etwas handelt, das ich nicht gerne mache.

Ein weiterer Nachteil des Trainings später am Tag ist, dass viele Orte, wo Sie Sport betreiben können, am Nachmittag oder am Abend überfüllt sind. Dies kann zu einer frustrierenden Erfahrung führen, die Ihnen die Lust am trainieren nimmt.

Schwimmen ist ein fester Bestandteil meines Wochenprogramms, aber ich mache es nie am Nachmittag, weil ich mich nicht darauf freue, in einem überfüllten Schwimmbad zu schwimmen. Es ist viel ruhiger in den frühen Morgenstunden, wenn ich das ganze Schwimmbecken für mich selbst haben kann.

Wenn Sie darüber nachdenken, welche Sportarten Sie am Nachmittag oder am Abend ausüben könnten, vergessen Sie diesen Aspekt nicht. Manchmal ist es besser, bis zum späten Abend zu warten, anstatt schon am Nachmittag zu gehen und sich über die Menschenmassen zu ärgern, was sich negativ auf Ihr

Training auswirkt aber in einem Fitnessstudio während der Hauptstoßzeit üblich ist.

Vorschläge:

Die meisten Sportarten, die ich für den Vormittag empfohlen habe, können auch nachmittags oder abends durchgeführt werden, vor allem, wenn Sie mehr Zeit mit dem Training verbringen wollen (eine solide 90-minütige Fahrradtour am Nachmittag im Vergleich zu einer kurzen 20-minütigen Fahrradtour am Morgen).

Wenn Sie jedoch einen entspannteren Nachmittag oder Abend haben, können Sie einen intensiveren Sport für etwas länger als nur für 20-30 Minuten betreiben und dadurch eine größere Dosis an Bewegung erhalten.

Das Beste aus beiden Welten haben

Wenn Ihre Tage am Nachmittag zu hektisch sind, sollte das morgendliche Training (mindestens 20-30 Minuten) ein unerlässlicher Teil Ihres Tagesablaufs werden. Am Nachmittag besteht eine zusätzliche Option, um mehr Trainingszeit einzuführen, wenn Sie die Zeit haben.

Wenn Sie jeden Morgen 20 Minuten trainieren und dann an entspannteren Freitagen ein 2-stündiges Training oder zwei einstündige Trainingsabschnitte an Samstagen und Sonntagen hinzufügen, erhalten Sie auf jeden Fall genügend wöchentliche Bewegung, um die zahlreichen Vorteile zu genießen.

Ich bin ein großer Fan davon, bestimmte Tage für bestimmte Sportarten festzulegen. Wenn Sie es können, wählen Sie bestimmte Tage während der Woche (und idealerweise bestimmte Stunden), um bestimmte Sportarten auszuüben. Schreiben Sie sie in Ihren Kalender und lassen Sie sich von anderen Plänen nicht ablenken. Denken Sie immer daran, dass dies nicht egoistisch ist – es ist das genaue Gegenteil davon. Sport wird Sie zu einem besseren Menschen machen, sodass Sie anderen Menschen besser helfen können.

Ich gehe jeden Montag-, Mittwoch- und Freitagmorgen ins Fitnessstudio. Meine Routine ändert sich nie. Diese jahrelange Routine hat dazu geführt, dass das Training nicht nur eine Option ist - es ist etwas, das ich tun muss, weil mir sonst etwas fehlt. Wenn Sie auch bestimmte Tage für Übungen festlegen und diese gewissenhaft ausüben, werden Sie innerhalb weniger Monate dasselbe erleben.

Wenn es keine Möglichkeit gibt, dass Sie während der Woche Zeit zum Trainieren finden, planen Sie Übungen für Ihre Wochenenden ein. Samstage und Sonntage sind perfekt für körperliche Aktivitäten, die nicht unbedingt Sportarten sein müssen. Machen Sie zum Beispiel einen Tagesausflug in einen nahe gelegenen Wald.

Wandern ist eine körperliche Aktivität, die sehr anspruchsvoll, aber äußerst befriedigend sein kann und eine kraftvolle Bindungserfahrung bietet, wenn sie zusammen mit Ihrer Familie oder Ihren Freunden unternommen wird.

Auch wenn Sie es sich aus verschiedenen Gründen nicht leisten können, regelmäßig Sport zu treiben, sollten Wanderungen oder lange Spaziergänge an Samstagen und Sonntagen möglich sein und Sie von einer inaktiven Person zu einer Person machen, die zumindest das Minimum der empfohlenen körperlichen Bewegung erhält.

Schnelle Übungen oder zeitaufwendige Sportarten

Es gibt unzählige Trainingspläne für beschäftigte Leute: 7-Minuten-Workouts, 5-Minuten-Workouts, 3-Minuten-Workouts und so weiter. Während diese Pläne einen Zweck erfüllen, wenn man ihnen genau folgt, betrachten Sie diese schnellen Übungen, als Möglichkeit um sicherzustellen, dass Sie während des Tages *etwas* Bewegung erhalten und nicht *als einzige Art der Bewegung.*

Ein Sport oder eine andere körperliche Aktivität, die Sie regelmäßig machen und stundenlang tun können, ohne auf die Uhr zu schauen, ist was Ihnen dabei helfen wird, eine dauerhafte Gewohnheit zur Bewegung zu entwickeln. Schnelle Übungen erzeugen selten (wenn überhaupt) ein Gefühl der Aufregung. Haben Sie sich schonmal auf Kniebeugen oder Hampelmänner gefreut?

20 Minuten tägliches morgendliches Training mit dem eigenen Körpergewicht ist großartig. Es ist ausreichend, um den Tag mit der richtigen Note zu beginnen und sich produktiv zu fühlen. Wenn Sie jedoch nur eine oder auch zwei 60- bis 90-minütige

Trainingseinheit hinzufügen, die Ihnen mehr Spaß macht (zum Beispiel Schwimmen, Tennis oder Radfahren), katapultiert Sie dies von einer weniger gesunden Kategorie zu einer gesünderen Kategorie (wenig aktiv zu mäßig aktiv).

Aus diesem Grund empfehle ich Ihnen, sich nicht mit einem allgemeinen Trainingsplan zu begnügen, nur damit Sie Ihr Fitnesslevel beibehalten können. Finden Sie etwas, das Ihnen Spaß macht und nicht etwas, das nur Ihre bestehende körperliche Aktivität aufrechterhält, sondern Sie inspiriert Ihre Fitnessziele zu übertreffen.

Wie man mehr Zeit für Training schafft

Wenn Sie mit Zeitmangel zu kämpfen haben, finden Sie unten einige der effektivsten Tipps, die Sie anwenden können, um mehr Zeit für Bewegung zu finden. Es geht bei dem unten gegebenen Rat nicht darum, mehr Zeit zu finden, wir bekommen alle die gleiche Anzahl an Stunden pro Tag - es geht darum, Ihre Zeit effektiver zu nutzen.

Regelmäßige Aufgaben delegieren

Es gibt bestimmte Aufgaben, die Sie entweder täglich oder wöchentlich erledigen, die viel Zeit in Anspruch nehmen, welche für Sport genutzt werden könnte. Während es für die meisten Menschen zu teuer wäre, jemanden einzustellen, der alle diese Aufgaben für Sie übernimmt, sollte es für Ihr monatliches Budget nicht all zu schwierig sein, jemanden für zwei oder drei Stunden pro Woche einzustellen, der bei Ihnen Zuhause putzt.

Betrachten Sie es als eine Investition in Ihre Gesundheit. Wenn Sie sich zwei oder drei Stunden pro Woche frei nehmen, um trainieren zu können, reduzieren Sie das Risiko zahlreicher vermeidbarer, kostspieliger Krankheiten. Eine wöchentliche Putzfrau kostet nichts im Vergleich zu hohen medizinischen Kosten (einschließlich Versicherungen, Arztbesuchen, Rezepten, verlorener Zeit, etc.).

Sie können mit Apps wie TaskRabbit Hilfe finden oder in den Kleinanzeigen nachschauen.

Alternativ können Sie auch nach einem lokalen Reinigungsdienst suchen.

Dieser Ratschlag ist besonders wichtig für Unternehmer und Freiberufler, die von zu Hause aus arbeiten und viel Zeit mit kleineren Aufgaben verbringen, die ausgelagert werden könnten, sodass Sie sich mehr Zeit für größere Aufgaben nehmen können.

Wenn Sie Schwierigkeiten haben, einige Ihrer täglichen oder wöchentlichen Aufgaben auszulagern, berechnen Sie Ihren Stundensatz und überlegen Sie, wie viel Einkommen Sie pro Woche durch Reinigung verlieren. Wenn Sie nicht bereit sind, für weniger als 50 Euro pro Stunde zu arbeiten, aber Sie verbringen 2 Stunden pro Woche mit dem Putzen (und eine Putzfrau kostet Sie nur 50 Euro pro Woche), dann verlieren Sie jede Woche 50 Euro.

Ersetzen Sie tägliche Gewohnheiten

Nehmen wir an, es gibt absolut keine Möglichkeit, in Ihrem aktuellen Zeitplan Zeit für Sport zu finden. Sie haben so viel zu tun und es ist unmöglich, auch nur eine dieser Aufgaben loszuwerden. Okay gut. Wie wäre es dann mit der Ersetzung bestimmter Tagesgewohnheiten?

Sie könnten mit dem Fahrrad zur Arbeit fahren. Ich bin kein großer Fan davon (weil ich weiß, wie Fahrrad unfreundlich manche Städte sein können und wie schrecklich es ist, im Winter zu radeln), aber es kann eine Option sein, die man im Frühling und Sommer berücksichtigen könnte. Oft kommen Sie in der Stadt schneller mit dem Fahrrad voran, als mit dem Auto, da Sie den Verkehr umfahren können.

Einer der Tennisplätze, den ich regelmäßig besuche, ist etwa 20 Minuten mit dem Auto von meiner Wohnung entfernt. Als ich einmal während der Hauptverkehrszeit mit dem Fahrrad dorthin gefahren bin, habe ich nur fünf Minuten länger gebraucht und ich habe zusätzliche 50 Minuten mit Bewegung verbracht, während ich eigentlich nur 10 Minuten länger unterwegs war.

Eine andere Idee ist, dass, wenn Sie einen langen Anruf machen müssen, Sie gleichzeitig spazieren gehen könnten. Sie werden die Zeit sowieso am Telefon verbringen, also warum können Sie nicht währenddessen einen kleinen Spaziergang machen, insbesondere wenn Sie nichts Besonderes (Dokumente, Computer usw.) in Ihrer Reichweitebenötigen?

Richten Sie sich ein kleines Fitnessstudio Zuhause ein oder reduzieren Sie die Zahl der Heimfahrten

Wenn Sie keine Zeit haben, um ins Fitnessstudio zu gehen, richten Sie sich ein kleines Fitnessstudio in Ihrem Haus, in Ihrer Garage oder in Ihrem Keller ein. Ich habe ein Fitnessstudio in meinem Keller. Wenn ich es nicht hätte, würde ich 30 zusätzliche Minuten benötigen um ins Fitnessstudio zu fahren, was zu 90 Minuten vergeudeter Zeit pro Woche führen würde.

Der Kauf einer Grundausstattung ist wahrscheinlich teurer als ein monatliches Abo im Fitnessstudio, aber Ihre Investition wird sich schnell auszahlen, indem Sie Zeit und Geld für zukünftige Kosten im Fitnessstudio sparen. Es ist auch einfacher für Ihre Willenskraft, wenn Sie ein Fitnessstudio in Ihrem Haus haben und nicht irgendwo anders hinfahren müssen.

Wenn Sie sich kein Heimstudio einrichten können, verstauen Sie Ihre Trainingsausrüstung (oder was auch immer Sie zum Sport Ihrer Wahl benötigen) in Ihrem Auto, damit Sie nach der Arbeit nicht erst nach Hause fahren müssen.

Mein Freund hat im Sommer oft einen Aerobie (einen fliegenden Ring) im Kofferraum seines Autos. Wenn wir uns treffen, nehmen wir uns den Ring und werfen ihn uns gegenseitig zu. Dadurch erhalten wir vergnügliche Bewegung während wir uns unterhalten.

Gestalten Sie Treffen mit Freunden aktiv

Wer sagt, dass Sie sich mit Ihren Freundn immer zum Kaffee treffen und zu Verabredungen in Restaurants gehen müssen? Seien Sie kreativ. Nehmen Sie Ihr Date oder Ihren Freund und gehen Sie irgendwo hin, wo Sie beide etwas Bewegung haben und sich amüsieren können, z. B.:

- Eine Wanderung mit einem Freund. Insbesondere am Wochenende, ist dies eine gute Gelegenheit, um etwas Bewegung zu bekommen und neue Energie zu tanken.

- Indoor Klettern mit einem Date. Machen Sie die Verabredung und sich selbst zu etwas besonderem, indem Sie an einen interessanten Ort fahren, anstatt nur in ein Restaurant oder ins Kino zu gehen.

- Wochenendkajaken mit Ihrem Partner. Erkunden Sie die Welt aus einer anderen Perspektive und erleben Sie einen Adrenalinkick.

- Kaufen Sie einen Aerobie, ein Frisbee auf Droge. Es ist eine lustige Art, einen Wochenendnachmittag mit einer Gruppe von Freunden oder Ihrer Familie zu verbringen.

- Spazieren gehen. Wenn Sie sich mit Freunden zum quatschen treffen, warum nicht zusammen am See, in einem Park oder auf einem Waldweg spazieren gehen während Sie sich unterhalten?

- Radfahren. Im Frühjahr und im Sommer fahre ich immer mit einem meiner Freunde zusammen Fahrrad. In den kälteren Monaten ersetzen wir das Radfahren durch Spaziergänge.

Holen Sie sich einen Schrittzähler

Die meisten neuen Smartphones können mit einer kostenlosen App in einen Schrittzähler verwandelt werden. Sobald Sie sich der Anzahl der Schritte bewusst sind, die Sie täglich machen, können Sie dies zu einem Spiel machen – ohne notwendigerweise mehr Zeit damit zu verbringen (zum Beispiel können Sie die Treppe anstelle des Aufzugs nehmen, um weitere Schritte zu machen).

Eine gute Faustregel ist 10.000 Schritte pro Tag. Denken Sie daran, dass Sie nicht nur beim Training, sondern auch bei der Arbeit und Zuhause herumlaufen.

Wenn Sie sich für Zahlen und Daten interessieren, sollten Sie einen geeigneten Fitness-Tracker kaufen. Je interessanter und spielerischer Sie Ihr Training gestalten können, desto leichter wird es sein, damit zu beginnen und dabei zu bleiben – während Sie nicht notwendigerweise mehr Zeit am Tag damit verbringen müssen.

Trainieren Sie in kleinen Schritten

Wenn Sie sehr beschäftigt sind, können Sie trotzdem irgendwie immer Zeit für ein paar Minuten Bewegung finden. Zum Beispiel, können Sie eine Klimmzugstange in Ihrem Haus installieren und jedes

Mal einen Pull-up machen (bzw. die passive Seite der Bewegung ausüben indem Sie sich dehnen), wenn Sie an der Stange vorbei laufen. Sie werden mindestens ein paar Wiederholungen pro Tag machen und dies ist zumindest schon mal *mehr* Bewegung als Sie ansonsten bekommen würden.

Sie können auch alle 30-60 Minuten eine kleine Pause machen (1-2 Minuten), um 10 Kniebeugen oder ein paar Liegestütze zu machen oder einfach im Büro oder zu Hause herumzulaufen.

Diese Trainingsweise sollte nicht Ihre primäre Art des Trainings sein, aber sie ist trotzdem wertvoll, wenn Sie an einem bestimmten Tag nicht mehr Zeit für Sport haben.

SO FINDEN SIE ZEIT ZUM TRAINIEREN: KURZE WIEDERHOLUNG

1. Sport bietet eine Fülle von gesundheitlichen Vorteilen und schützt vor einer Vielzahl von Krankheiten und gesundheitlichen Störungen. Nur 25 Minuten körperliche Aktivität pro Tag (die empfohlene Mindestmenge) erhöht Ihre Produktivität und schützt Sie vor Dutzenden von vergeudeten Stunden, die Sie sonst mit Krankheiten oder Unwohlsein verbringen würden.

Bei körperlicher Aktivität geht es nicht darum, ob Sie Zeit dafür haben, sondern ob Sie den Wert dieser Investition erkennen können. Dank verbesserter Energie, Konzentration, Kreativität und Stimmung, können 25 Minuten pro Tag zu einer zusätzlichen Stunde (wenn nicht sogar mehr) an Produktivität führen.

2. Morgens trainieren sollte ein Teil des Tagesalltags werden - auch wenn es nur 15 Minuten Dehnen oder eine 20-minütige Radtour sind. Menschen, die sehr beschäftigt sind, laufen Gefahr,

nachmittags oder abends keine Lust mehr auf Sport zu haben. Es ist einfacher, 20 Minuten früher aufzuwachen und Ihre Übungen zu machen, als Willenskraft am Abend zu finden oder Ihren Tagesplan zu verschieben um sich abends bewegen zu können.

3. Während der Morgen sich am besten für schnelle Übungen eignet, auf die Sie sich vielleicht nicht unbedingt freuen, sollten sich die nachmittäglichen und abendlichen Workouts auf Dinge konzentrieren, die Spaß machen.

Wenn Sie sich auf Ihr Training am Ende des Tages freuen, brauchen Sie Ihre Willenskraft nicht um zu trainieren. Nicht nur das - Sie betrachten es tatsächlich als etwas, das Sie auflädt, etwas, auf das Sie nicht warten können. Dieser Antrieb wird es schnell zu einer dauerhaften, unerschütterlichen Gewohnheit machen.

4. Vergessen Sie nicht die Wochenenden. Wenn es absolut keine Möglichkeit gibt, während der Woche Zeit für Sport zu finden, haben Sie keine Ausreden, jeden Samstag und Sonntag für ein bis

zwei Stunden zu trainieren. Es muss kein spezieller Sport sein - selbst ein einfacher langer Spaziergang oder eine Wanderung tragen dazu bei, dass sich Ihr Körper bewegt und die gesundheitlichen Vorteile erhält, die mit körperlicher Aktivität verbunden sind.

5. Sie können Ihre Zeit sinnvoller nutzen, um mehr Zeit für Bewegung zu erhalten. Zu den wichtigsten Möglichkeiten gehört es, bestimmte Aufgaben zu delegieren (wie das Putzen), tägliche Gewohnheiten zu ersetzen (das Gleiche zu tun, aber auf eine aktivere Weise, z. B. das Fahrrad anstatt das Auto zu wählen), ein Fitnessstudio Zuhause einzurichten, Ihre Fitnessausrüstung mit auf die Arbeit zu nehmen oder aktive Treffen mit Freunden zu organisieren (anstatt nur in ein lokales Café zu gehen), einen Schrittzähler zu kaufen, der tägliche Aktivitäten in ein lustiges Spiel verwandeln wird und Übungen in kleinen Intervallen durchzuführen, wie z. B. 5 Liegestütze pro Stunde.

Kapitel 3: Wie Sie motiviert bleiben, um weiter zu trainieren

Sie haben bereits begonnen zu trainieren oder trainieren seit einiger Zeit, aber Sie könnten etwas Hilfe gebrauchen, um Ihre Motivation beizubehalten.

In diesem Kapitel lernen Sie, wie Sie Bewegung zu einem festen Bestandteil Ihres Lebensstils machen und sich auch noch Monate oder Jahre nach der Einführung dieser Gewohnheit darauf freuen können.

Während es bei jeder Gewohnheit Höhen und Tiefen gibt, können auch Sie eine zuverlässige, lebenslange Gewohnheit etablieren, die nie wieder aus Ihrem Leben verschwinden wird - genau wie Zähneputzen oder Haare kämmen.

Setzen Sie sich Ziele

Egal, ob Sie seit ein paar Wochen, ein paar Monaten oder ein paar Jahren trainieren - eine Reihe von Zielen ist immer nützlich.

Ihre Ziele sollten SMART (spezifisch, messbar, erreichbar, realistisch und zeitgebunden) sein. Zum Beispiel, wenn Sie gerade mit dem Joggen anfangen, könnte es Ihr Ziel sein, im dritten Monat Ihres Trainings einen Kilometer zu laufen, ohne dabei ins Schwitzen zu geraten.

Wenn Sie mit dem Schwimmen anfangen, setzen Sie sich das Ziel, beim zehnten Trainingstag, zehn Bahnen ohne Unterbrechung zu schwimmen. Wenn Sie klettern, kann es Ihr Ziel sein, bis zum Ende des nächsten Monats fünf weitere schwierige Strecken zu beenden. Wenn Sie anfangen, Tennis zu spielen, könnten Sie versuchen, drei perfekte Aufschläge hintereinander zu bewerkstelligen.

Diese Ziele sind einfache Möglichkeiten, um eine Struktur zu entwickeln und ein System einzuführen mit dem Sie Ihre Bemühungen messen können, sodass Sie Ihre Fortschritte tatsächlich sehen können. Dies ist eines der wichtigsten Dinge bezüglich der Motivation weiterzumachen.

Ihre Ziele müssen nicht unbedingt mit dem Sport selbst zusammenhängen. Sie können auch mit Ihrem

Aussehen (einen flachen Bauch bis zum Ende des Jahres zu erreichen) oder einem allgemeinen Gefühl des Wohlbefindens (sich nicht mehr den ganzen Tag müde zu fühlen nach sechs Monaten konsequentem Trainings) in Verbindung stehen.

Als ich zum ersten Mal in meinem Leben regelmäßig schwimmen gegangen bin (vorher bin ich normalerweise alle paar Wochen oder Monate mal ins Schwimmbad gegangen und war kein guter Schwimmer), habe ich mir das Ziel gesetzt, 5 Bahnen in Folge in einem bestimmten Stil zu schwimmen und dann 5 Bahnen in einem anderen Stil. Beim nächsten Training habe ich mein Ziel auf jeweils 6 Bahnen erhöht. Ich fügte langsam weitere Bahnen hinzu, bis ich eine ganze Stunde schwimmen konnte, ohne anzuhalten.

Das Erfolgsgefühl hat mir dabei geholfen auch während der schwierigen Anfangsphase beim Schwimmen zu bleiben, als es sehr schwierig war, überhaupt eine Stunde ohne Pausen zu schwimmen.

Einfache Zielsetzung und die Fähigkeit, schnell Fortschritte zu sehen, macht bestimmte Sportarten spannender als andere. Beim Indoor-Klettern sind es die vielen verschiedenen Routen und die völlig unterschiedlichen Fähigkeiten, die man braucht, um diese Routen zu meistern was Sie dazu motiviert weiterzumachen.

Ich habe vor kurzem eine Route beendet, die ich in den letzten drei Wochen während fast jeder einzelnen Sitzung versucht habe zu absolvieren. Das Gefühl der Begeisterung, diese Route endlich geschafft zu haben, hat mich noch süchtiger nach Klettern gemacht und mich dazu motiviert, mir neue Ziele mit noch härteren Routen zu setzen.

Wenn Sie mit einer bestimmten Sportart noch nicht vertraut sind, lernen Sie zunächst, welche Ziele innerhalb eines relativ kurzen Zeitrahmens (etwa einem Monat oder so) erreicht werden können und konzentrieren Sie sich darauf, diese zu erreichen. Ein schneller Fortschritt, besonders wenn Sie ein Anfänger sind, ist immens hilfreich, wenn Sie versuchen, eine Gewohnheit zur regelmäßigen Bewegung zu entwickeln.

Halten Sie es spannend und herausfordernd

Wenn Sie eine bestimmte Sportart über einen langen Zeitraum hinweg ausüben, kann es langweilig werden.

Manche Sportarten sind spannender als andere. Beim Klettern gibt es immer eine neue Umgebung, um Ihre Fähigkeiten zu testen, neue Wege zu meistern und Griffe oder Stützpunkte welche mehr Übung und Erfahrung erfordern. Es kann Jahre dauern, bis Sie einen Burnout erleben.

Bei manchen Aktivitäten brauchen Sie vielleicht mehr Kreativität, um Wege zu finden, Ihre Workouts wieder spannend und herausfordernd zu machen. Legen Sie sich nicht nur auf "regelmäßige" langfristige Ziele fest, sondern fügen Sie auch kurzfristige Ziele hinzu, die schnell zu sichtbaren Verbesserungen führen können.

Beim Tennis können Sie sich das Ziel setzen, Ihre Vorhand zu verbessern, aber wenn diese bereits großartig ist, werden die Verbesserungen wahrscheinlich zu klein sein, um sich schnell bemerkbar zu machen (und werden daher nicht sehr motivierend wirken). Während die Verbesserung Ihrer Vorhand Teil Ihrer Routine bleiben sollte, wird die Setzung eines zusätzlichen Ziels in Bezug auf eine andere Fähigkeit – zum Beispiel Schmetterschläge - ein wenig mehr Spaß in Ihre Trainingsphasen bringen.

Denken Sie beim Joggen darüber nach, regelmäßige Sprints oder Bergsprints einzuführen. Ändern Sie Ihre Route ab und zu. Beginnen Sie mit jemandem zusammen zu joggen. Ändern Sie Ihre Playlist (oder wechseln Sie von Musik zu Podcasts). Arbeiten Sie an der Verbesserung Ihrer Geschwindigkeit und nicht nur Ihrer Ausdauer.

Beim Radfahren sollten Sie Ihre Routen variieren - bergauf, bergab, längere Routen, kürzere Strecken und so weiter. Wenn Sie ständig die gleiche Route fahren, wird es garantiert schnell langweilig.

Wenn Sie Ihren gewählten Sport ausüben, richten Sie Ihren Fokus stetig auf einen neuen Aspekt, um Neuheiten in Ihr Training einzuführen.

Wenn ich zum Beispiel klettere, versuche ich nicht nur völlig unterschiedliche Routen auszuwählen, welche Fähigkeiten erfordern, die ich selten nutze, sondern ich gebe mir auch manchmal ein bestimmtes "Thema" für den Tag - zum Beispiel Balancieren oder Beinarbeit. Mit nur ein paar solchen Themen (Beinarbeitstag, Gleichgewichtstag, Fingertag, Überhangtag oder Ausdauertag mit vermehrten Schrägwänden) ist es einfach, jede Ihrer Trainingseinheiten ausgeprägter und interessanter zu gestalten.

Vergessen Sie nicht den "herausfordernden" Teil. Wenn Sie ein Anfänger sind, ist alles eine Herausforderung, also ist alles motivierend. Ihr erster richtiger Aufschlag im Tennis, Ihre erste erklommene Wand, Ihre erste Meile beim Joggen, alles ist neu.

Doch wenn Sie bereits einige Fähigkeiten besitzen, entsteht die Versuchung, sich an das Einfachste zu halten und nicht mehr den "Anfängergeist" oder *Shoshin* zu haben, wie es die Zen-Buddhisten nennen. Zen-Lehrer Shunryu Suzuki schreibt in seinem Buch *Zen Mind, Anfängergeist*: "Im Kopf des Anfängers gibt es viele Möglichkeiten, im Verstand des Experten gibt es nur wenige"[36].

Seien Sie beim trainieren offen und bereit, neue Verbesserungsmöglichkeiten optimal zu nutzen. Eine offene und eifrige Einstellung wird Langeweile von Ihrem Training fernhalten und gleichzeitig weiteres Wachstum und Spaß garantieren.

Unterbrechen Sie die Kette nicht

Ein unbekannter Komiker erkannte, dass er jeden Tag neue Witze schreiben muss, um seine Berufung zu verbessern. Er entwickelte seine Gewohnheit, indem er jeden Tag ein großes, rotes X auf seinem Kalender machte, sobald er einen neuen Witz geschrieben hatte.

Nach einigen Tagen bemerkte er eine kurze Kette von Xen auf seinem Kalender. So dumm es auch klingen mag, wollte er die Kette nicht unterbrechen, also schrieb er jeden Tag neue Witze und malte Xe in seinen Kalender. Ein paar Wochen später hatte er seine neue Routine etabliert.

Heute ist Jerry Seinfeld einer der bekanntesten amerikanischen Komiker. Seine Technik[37] kann auch Ihnen dabei helfen, motiviert zu bleiben.

Einen Tag zu überspringen macht es einfacher, den nächsten zu überspringen. Dann den nächsten und den übernächsten und Ihre Gewohnheit ist weg. Probieren Sie Seinfelds Technik aus und setzen Sie sich das Ziel, eine lange Kette in Ihrem Kalender aufzubauen (suchen Sie nach "nicht die Kette unterbrechen" oder "Kettenkalender", für nützliche Apps auf Ihrem Handy, wenn Sie keinen Kalender haben).

Manchmal reichen einfache Erinnerungen aus, um weiterzumachen und Sie müssen nur für einige Monate weitermachen, um eine dauerhafte Gewohnheit aufzubauen, die nicht verschwindet, auch wenn Sie mal einen Tag aussetzen.

Finden Sie eine Alternative für faule Tage

Faule Tage, in denen Sie nicht in der Stimmung sind zu trainieren, können auftreten - vor allem in den ersten Monaten, während Sie Ihre Gewohnheit entwickeln.

Wenn Sie keine Lust haben, ins Fitnessstudio zu gehen, Ihre Laufschuhe anzuziehen oder Ihre Schwimmausrüstung einzupacken, sollten Sie eine alternative, kleinere und einfachere Aktivität finden, die Sie anstelle Ihrer Haupttätigkeit ausüben können.

Viele Menschen haben die "alles oder nichts" - Mentalität wenn es um Bewegung geht. Es geht jedoch nicht um ein einziges Ereignis, sondern um den Prozess. Etwas Bewegung ist besser als gar keine.

Wenn Sie sich nicht dazu bringen können ins Fitnessstudio zu gehen, sind einige Übungen zu Hause bei denen Sie lediglich mit Ihrem eigenen Körpergewicht arbeiten immer noch besser als gar nichts zu tun. Sie halten Ihre Kette aufrecht und unterstützen den Prozess der Etablierung Ihrer neuen Gewohnheit.

Wenn Sie Ihr Training ganz auslassen und keine andere Übung machen, kann das leicht zu einer Gewohnheit werden und beim nächsten Mal wenn Sie sich faul fühlen wird es Ihnen noch leichter fallen nichts zu tun.

Das Leben verläuft nicht immer reibungslos. An manchen Tagen - auch wenn Sie sich normalerweise auf Ihre Trainingseinheit freuen - werden Sie einfach keine Lust haben. Den Widerstand zu durchbrechen und es trotzdem zu tun, ist das, was letztendlich Ihre Gewohnheit aufbaut und Sie stärker macht.

Wie Rocky Balboa in *Rocky Balboa* sagt: "Du, ich oder andere, werden Sie niemals so hart treffen, wie das Leben selbst. Aber es geht nicht darum, wie hart Sie zuschlagen. Es geht darum, wie hart man getroffen werden kann und trotzdem weitermacht und sich vorwärts bewegt. So gewinnt man."

In einer idealen Welt würden Sie immer den Widerstand durchbrechen. In der realen Welt, wenn Sie nicht die Kraft haben eine Aktivität trotz Faulheit durchzuführen ist es besser, etwas zu tun als gar nichts zu tun.

Sie können den Gang ins Fitnessstudio durch ein paar Übungen zu Hause ersetzen. Sie können für 15 Minuten in einem See in der Nähe schwimmen, anstatt für eine volle Stunde ins Schwimmbad zu gehen. Sie können einen schnellen 20-minütigen Jogging-Lauf um den Block machen, anstatt Ihrer üblichen 90-minütigen Route oder sogar einfach ein paar Beinübungen zu Hause machen (z. B. mit einem Springseil).

Dieser Ratschlag gilt auch für allgemeine Tage, an denen Sie das Gefühl haben, dass Ihnen Kraft oder Energie fehlt – und es nicht unbedingt mit Faulheit zu tun hat. Mit 75%, 50% oder 25% der Intensität oder des Volumens zu trainieren, ist immer noch besser als überhaupt nicht zu trainieren.

Manchmal, wenn ich schwimmen gehe, ist meine Energie nicht zu 100% vorhanden. Anstatt das Schwimmbecken zu verlassen und nach Hause zu fahren, schwimme ich entweder weniger Bahnen und mache längere Pausen, wechsle für ein paar Bahnen zu einem weniger anspruchsvollen Schwimmstil oder versuche etwas ganz anderes (z. B. Tauchen).

Fallen Sie nicht der "Alles oder nichts" - Mentalität zum Opfer. Es ist in Ordnung an den Tagen, an denen man gar nichts machen möchte, nur etwas leichtes zu machen. Bemühen Sie sich lediglich *irgendetwas* zu tun.

Machen Sie Aufzeichnungen

Ein Artikel aus dem Jahr 2011 über Gewichtsverlust und die Verwendung eines webbasierten Ernährungs- und Bewegungstagebuches hat gezeigt, dass die Personen, die die Instrumente zur Selbstbeobachtung verwendeten, häufiger Gewichtsverlust erreichten als diejenigen, die keine verwendeten[38].

Ich habe ein Trainingstagebuch für meine Gewichthebungs-Sitzungen und notiere die Gewichte, die ich in meinen Trainingseinheiten stemme. So kann ich leicht meine Fortschritte verfolgen und es fühlt sich zusätzlich gut an, kleine Verbesserungen in jedem Trainingszyklus zu sehen.

Ich benutze eine einfache Excel-Tabelle für mein eigenes Trainingsprotokoll, aber es gibt eine riesige Auswahl an Apps, die Sie auf Ihr Handy herunterladen können, um Aufzeichnungen über Ihre Trainingseinheiten zu machen.

Die beliebtesten Fitness-Apps für Jogger oder Menschen, die viel laufen, sind nicht nur pure Schrittzähler, sondern geben Ihnen auch andere Details über Ihre Trainingseinheiten, wie z. B. die zurückgelegte Strecke, Geschwindigkeit, verbrannte Kalorien und so weiter.

Andere Apps machen es einfach, die während jeder Sitzung gestemmten Gewichte zu verfolgen um die optimale Intensität festzulegen oder sich selbst gegenüber Rechenschaft abzulegen indem es Ihnen ermöglicht jeden Tag zu kennzeichnen an dem Sie sich erfolgreich bewegt haben.

Belohnen Sie sich

Kleine Belohnungen am Ende jedes Trainings können Ihre Motivation an den Tagen erhöhen, an denen Sie nicht trainieren möchten.

Manchmal, wenn ich schwimmen gehe, habe ich nicht die Energie um meine übliche Anzahl an Bahnen zu schwimmen. Aber wenn ich mir sage, dass ich nach dem Training noch ein paar Minuten in den Whirlpool springe, bin ich motivierter, weil ich weiß, dass am Ende des Schwimmens etwas Schönes auf mich wartet.

Ich brauche überhaupt keine Motivation, um klettern zu gehen, aber wenn ich in der Kletterhalle bin, kann mir die Aussicht auf eine gute Mahlzeit wenn ich nach Hause komme – und müde von einer harten Trainingseinheit bin - zusätzliche Energie zum Klettern geben.

Wenn es eine Sauna in Ihrem Fitnessstudio gibt, versprechen Sie sich in der Sauna zu entspannen, sobald Sie Ihr reguläres Training beendet haben. Wenn Sie Joggen gehen, versprechen Sie sich, dass Sie danach Ihre Lieblingsfernsehserie anschauen werden. Wenn Sie Muskelkater von Ihrer letzten Trainingseinheit haben und sich nicht fit fühlen, versprechen Sie sich, dass Sie zur Massage gehen werden - aber nur, wenn Sie Ihr Training für den Tag abgeschlossen haben.

Idealerweise sollten Sie gesunde Belohnungen finden - oder zumindest Belohnungen, die Sie nicht zurücksetzen oder Ihren Fortschritt negativ beeinflussen. Eine Stunde joggen zu gehen, nur um danach ein riesiges Stück Kuchen zu essen, ist keine gute Idee. Sich nach einer 90-minütigen Radtour mit Freunden auf einen Kaffee zu treffen ist besser.

Hören Sie sich Musik, Podcasts oder Audiobücher an

Eine Studie aus dem Jahr 2012 hat gezeigt, dass das Hören von Musik die Wahrnehmung von Anstrengung während des Trainings mit geringer bis mäßiger Intensität um ~ 10% reduziert[39]. Darüber hinaus kann das Hören Ihrer Lieblingslieder während des Trainings den Widerstand gegen körperliche Aktivität verringern.

Podcasts oder Hörbücher können auch eine gute Alternative zu Musik sein, wenn Sie diese gerne hören. Während sie die Wahrnehmung von Anstrengung vielleicht nicht reduzieren, werden sie Ihr Training doch erleichtern und möglicherweise das Gefühl vermitteln, dass die Zeit schneller vergeht.

Normalerweise fahre ich nicht gerne alleine Fahrrad, aber wenn ich bereits seit ein paar Tage nicht gefahren bin und keinen Partner finden kann, lade ich ein paar Podcasts auf mein Smartphone herunter und höre sie mir beim Radfahren an. Es macht die ansonsten langweilige Aktivität des Radfahrens etwas spannender.

Profitieren Sie vom Trugschluss der versenkten Kosten

Der Trugschluss über die bereits versenkten Kosten ist die Tendenz, mit etwas nicht aufhören zu wollen, sobald eine Investition in Ressourcen wie Geld, Aufwand oder Zeit gemacht wurde - auch wenn es keinen Sinn mehr macht fortzufahren[40]. Im Wesentlichen wirft man gutes Geld dem bereits verschwendeten Geld hinterher.

Zum Beispiel werden Leute, die eine nicht erstattungsfähige Kinokarte gekauft haben, trotzdem ins Kino gehen und sich den Film anschauen, obwohl sie ihn nicht wirklich sehen wollen (weil sie sonst das Geld, das sie für das Ticket ausgegeben haben "verschwenden" würden).

Während der Trugschluss über bereits versenkte Kosten in den meisten Fällen zu irrationalen Entscheidungen und noch mehr Verschwendung führt, können Sie ihn zu Ihrem Vorteil nutzen, um motiviert zu bleiben - zahlen Sie einfach im Voraus für einen 3-Monats-, 6-Monats- oder 12-Monats-Pass im Fitnessstudio (oder anderswo) und lassen Sie sich dem Trugschluss zum Opfer fallen, damit Sie mehr Motivation haben, Ihr Geld nicht zu verschwenden.

Ich gehe normalerweise einmal pro Woche schwimmen. Ich mache es nicht so gerne wie andere Aktivitäten (obwohl ich es trotzdem mag), sodass ein 3-Monats-Pass (obwohl er extrem billig ist) mich zusätzlich motiviert, mindestens einmal pro Woche ins Schwimmbad zu gehen. Ich will das Geld nicht verschwenden, obwohl ich nur ein paar Euro verlieren würde, falls ich nicht jede Woche gehen würde.

Während diese Technik allein nicht garantiert, dass Sie motiviert bleiben, ist es ein weiteres Werkzeug, das Ihnen dabei hilft, an Ihren Vorsätzen festzuhalten, hoffentlich lange genug, um eine dauerhafte Gewohnheit zu entwickeln.

WIE SIE MOTIVIERT BLEIBEN, UM WEITER ZU TRAINIEREN: KURZE WIEDERHOLUNG

1. Die Festlegung von Zielen - sowohl von leistungsbezogenen als auch von allgemeineren Zielen - wird Sie in den Anfangsphasen des Erlernens einer neuen Sportart, als auch beim langfristigen Training über einige Monate oder sogar einige Jahre hinweg, motivieren.

Machen Sie Ihre Ziele spezifisch, messbar, erreichbar, realistisch und zeitgebunden, aber machen Sie sich nicht verrückt - wenn Ihr Hauptgrund für Bewegung Gesundheit und Fitness ist, müssen Sie nicht jeden einzelnen Aspekt Ihrer Leistung verfolgen. Setzen Sie einfache Ziele, damit Sie Ihren Fortschritt verfolgen können und lassen sie sich durch diesen motivieren, nicht unbedingt davon, ein Weltklasse-Athlet zu werden.

2. Wenn Sie mehr Erfahrung in einer bestimmten Sportart sammeln, legen Sie nicht nur neue langfristige Ziele fest, sondern setzen Sie sich auch kurzfristige Ziele, die zu schnellen, sichtbaren

Verbesserungen führen (normalerweise im Zusammenhang mit Dingen, die Sie nicht oft üben, aber eine willkommene Abwechslung vom primären Fokus darstellen). Diese lustigen "Nebenmissionen" werden Ihnen dabei helfen, mehr Spaß an Ihren regulären Trainingseinheiten zu haben.

3. Starten Sie eine Kette in Ihrem Kalender und streichen Sie die Tage, an denen Sie trainieren, mit einem großen, roten X durch. Es klingt dumm, aber es kann ausreichen, um Ihnen mit Ihrer Motivation zu helfen, bis die Gewohnheit zu einem festen Bestandteil in Ihrem Leben geworden ist.

4. Denken Sie nicht in einer "alles oder nichts" Weise an Ihren faulen Tagen. Wenn Sie sich nicht dazu bringen können ins Fitnessstudio zu gehen, Ihre Joggingschuhe anzuziehen oder eine Yogaklasse zu besuchen, finden Sie zumindest eine einfache Alternative - einige Übungen zu Hause, einen kurzen Spaziergang oder eine dynamische Dehnung. Das ist besser als gar nichts und Sie reduzieren das Risiko, völlig aus Ihrer Gewohnheit zu fallen.

5. Machen Sie Aufzeichnungen über Ihre Workouts. Selbst wenn Sie es lediglich auf einem Blatt Papier festhalten mit ein paar Worten die Ihre Trainingseinheit beschreiben, reicht es aus um Ihren Fortschritt zu verfolgen und dadurch Ihre Motivation zu steigern.

6. Gönnen Sie sich Belohnungen für die Durchführung von Übungen - insbesondere an den Tagen, an denen Sie keine Lust dazu haben. Achten Sie darauf, dass Ihre Belohnungen für Sie von Vorteil sind oder Sie zumindest nicht sportlich zurücksetzen. Denken Sie an Entspannung und Genuss, keine wilden Verwöhnungen.

7. Musik kann die Wahrnehmung von Anstrengung während des Trainings reduzieren. Wenn Sie eine bestimmte Art von Aktivität alleine machen, kann Musik eine gute Möglichkeit sein, sich mehr auf das Training zu freuen und es weniger anstrengend erscheinen zu lassen. Alternativ können Sie Podcasts oder Hörbücher anhören.

8. Der Trugschluss über die versenkten Kosten (die Tendenz, weiter in Dinge zu investieren, in die

Sie bereits investiert haben, auch wenn sie keine Lust mehr dazu haben), kann Ihnen dabei helfen, motiviert zu bleiben. Kaufen Sie einen langfristigen Pass für das Fitnessstudio (oder einen anderen Ort den Sie besuchen um sich körperlich zu betätigen) und denken Sie an ihn, wenn Sie das nächste Mal nicht trainieren möchten. Ihr Gehirn wird Sie irrational dazu bringen zu denken, dass Sie verschwenderisch sind, wenn Sie nicht trainieren gehen. Von daher wird dies Sie motivieren ihn ausgiebig zu nutzen und regelmäßig zu trainieren.

Kapitel 4: Wie man Training genießen kann

Sie möchten anfangen zu trainieren, aber Sie finden es langweilig oder Sie mögen es einfach nicht. Aber ist es wirklich immer so langweilig? Müssen Sie Training immer so ansehen, als wäre es etwas das keinen Spaß machen kann - eine Aufgabe, die erledigt werden muss?

Nicht unbedingt.

In diesem Kapitel werden wir die wichtigsten Tipps besprechen wie Sie Sport genießen können, damit Sie sich nicht mehr dazu zwingen müssen, sondern sich tatsächlich darauf freuen können. Und es ist einfacher als Sie vielleicht denken. Sie müssen nur ein paar Tricks lernen, um die langweiligen Arten der Bewegung zu vermeiden und körperliche Aktivitäten zu entwickeln, die Sie (auf eine gute Weise) süchtig machen.

Machen Sie folgendes und hassen Sie Sport nie wieder

"Wenn sich Ihr Training wie Arbeit anfühlt, lohnt es sich nicht", dies ist eine grundlegende Faustregel, die Ihnen helfen wird, die falschen Übungsarten zu vermeiden.

Zugegeben, manchmal dauert es mehr als ein oder zwei Sitzungen, um zu lernen eine bestimmte Aktivität zu genießen, aber im Allgemeinen ist es leicht zu sagen, was sich wie Arbeit und was sich wie Spaß anfühlt. Wenn Sie Zweifel haben, wählen Sie immer "Spaß".

Wenn Sie glauben, dass der einzige Grund, warum Sie eine bestimmte Übung machen, der ist, das diese gut für Sie ist, ist sie wahrscheinlich eher schlecht für Sie. Es kann eine Menge zusätzlichen Stress für Ihr Leben bedeuten, noch eine weitere Verpflichtung "zu Ihrem eigenen Wohl" einzuführen. Sport hört nur dann auf eine Last zu sein und wird zu einer Aktivität, welche die Qualität Ihres Lebens verbessert, wenn Sie sie gerne machen, und wenn Sie diese auch tun würden wenn es nicht um gesundheitliche Vorteile ginge.

Aus diesem Grund halte ich mich von strukturierten Fitnesskursen fern, bei denen es nicht um Spaß und allgemeine Sportlichkeit geht, sondern um den allgemeinen Nutzen von Bewegung.

Eine allgemeine Regel ist, dass, wenn etwas keinen einfachen Namen hat, den die meisten Menschen sofort erkennen und sich vorstellen können, worum es geht, Sie sich lieber davon fernhalten sollten - es sei denn, es macht Ihnen wirklich Spaß.

"Fettverbrennungsübungen", "Fitnesskurse für Frauen 40+", "flacher Bauch Fitness" oder "Schock-Fitness" sind alles Beispiele für Fitness-Kurse, die wahrscheinlich langweilig sind oder die Sie zumindest nicht besonders aufregend finden werden. Yoga, Tennis, Basketball oder Golf können alle eine unendliche Quelle der Inspiration und Motivation zur Bewegung sein, denn es geht um mehr, als nur um das Verbrennen von Bauchfett.

Wenn Sie strukturierte Fitness mögen, ist das großartig - machen Sie damit weiter. Wenn Sie sie jedoch schon immer verabscheut haben, aber Sie es als Ihre Pflicht ansehen, ins örtliche Fitnessstudio zu gehen und an diesen Kursen teilzunehmen, weil Sie einen "flachen Bauch" wollen, tun Sie sich selbst einen Gefallen und hören Sie besser sofort damit auf.

Ganz egal wie lange Sie an diesen Kursen teilnehmen, sie werden niemals aufhören eine Herausforderung für Ihre Willenskraft und daher eher ein Grund zum Aufgeben zu sein. Sie können zwar Ergebnisse liefern, aber warum sollten Sie sich selbst so quälen, wenn es auch mit mehr Spaß funktionieren kann?

Fragen Sie sich, was sich nach Spaß anhört oder lustig aussieht - egal wie albern oder unpassend es für Ihr Alter, Geschlecht, Hintergrund usw. ist - und machen Sie es.

Pole Dance fasziniert Sie? Machen Sie es. Ja, auch wenn Sie ein Mann sind. Sie sind nicht weniger ein Mann, nur weil Sie lieber an der Stange tanzen, als Gewichte im Fitnessstudio zu stemmen.

Krav maga klingt wie etwas, das Sie gerne machen würden? Sie sind nicht weniger eine Frau, wenn Sie beschließen, dieses israelische

Selbstverteidigungssystem zu meistern, anstatt ein rosafarbenes Trägershirt anzuziehen und Aerobic-Kurse zu besuchen.

Ignorieren Sie die Stereotypen und machen Sie einfach das, worauf Sie Lust haben. Lassen Sie andere sich zu Tode schwitzen mit Übungen die sie verabscheuen, während Sie Ihren Körper mit einem Lächeln auf dem Gesicht bewegen.

Ich könnte hier viele Ideen für Sportarten auflisten, aber letztendlich hängt die endgültige Auswahl davon ab, was in Ihrer Gegend verfügbar ist, wie Sie es in Ihren Zeitplan einbauen können, ob es Sie anregt und ob Sie körperlich dazu in der Lage sind.

9 körperliche Aktivitäten, die keine Sportart sind

Nehmen wir an, Sie können keine Sportart finden, die Sie ausüben möchten. Oder Sie wollen keinen speziellen Sport erlernen - alles, was Sie wollen, ist, Ihren Körper auf angenehme und gesunde Weise zu bewegen. Während ich denke, dass die Konzentration auf eine bestimmte Sportart besser ist, weil dies Ihnen Struktur vermittelt und eine einfache Möglichkeit darstellt, Ihren Fortschritt zu verfolgen, bedeutet das nicht, dass dies die einzige Option ist.

Im Folgenden sind einige körperliche Aktivitäten aufgeführt, die sich nicht auf einen bestimmten Sport konzentrieren, sondern lediglich gute Möglichkeiten sind, um körperlich aktiv zu werden. Die meisten verlangen von Ihnen, dass Sie vergessen, ein verantwortungsbewusster Erwachsener zu sein und einen kindlichen Spiel- und Erkundungsgeist annehmen.

1. Gehen Sie ans Wasser

Gehen Sie zum nächsten Gewässer - See, Bach, Meer usw. - und verbringen Sie dort einen ganzen Vormittag oder Nachmittag mit einer Gruppe von Freunden oder Ihrer Familie. Schwimmen Sie ein wenig, waten Sie im Wasser, machen Sie einen Spaziergang oder spielen Sie Frisbee.

Ein paar Stunden, die man so verbringt, werden sich nicht wie Bewegung anfühlen, obwohl es Ihnen jede Menge Möglichkeiten bietet sich körperlich zu betätigen.

2. Gehen Sie wandern

Wenn Sie sich für eine wunderschöne Landschaft und die Erkundung der Wildnis begeistern, sind nur wenige Dinge besser als Wandern. Es ermöglicht Ihnen, sowohl von der Natur, als auch von der Bewegung zu profitieren.

Wanderungen, die ein paar Stunden in Anspruch nehmen, gehen weit über die empfohlene Mindestmenge an wöchentlicher Bewegung hinaus. Darüber hinaus benutzen Sie verschiedene Muskeln, insbesondere wenn Sie in den Bergen wandern. Und letztendlich fühlen sich Wanderungen auch nicht wie eine langweilige Trainingseinheit an – und das ist genau das um was es uns hier geht.

3. Halten Sie mit einem Kind mit

Wenn Sie jemals versucht haben, mit einem 5-jährigen Kind Schritt zu halten, wissen Sie, wie viel Energie dieses hat und wie schwierig es sein kann, nicht den Atem zu verlieren wenn Sie versuchen bei allen erfundenen Spielen mitzumachen.

Somit ist es eine perfekte Art sich zu bewegen, wenn Sie regelmäßige Übungen nicht mögen. Es fühlt sich nicht wie Bewegung an, denn es sind keine Übungen, sondern reines Spiel. Es spielt auch eine wichtige Rolle bei der Stärkung Ihrer Bindung mit dem Kind, egal ob es Ihre Nichte, Tochter oder das Kind einer Freundin ist.

4. Spielen Sie Twister

Bitte denken Sie nicht, dass es nur ein Spiel für Kinder ist. Menschen aller Altersgruppen können Geschicklichkeitsspiele genießen und wenn Sie selten körperliche Aktivitäten ausüben, die Gleichgewicht und Flexibilität erfordern, kann Twister eine gute Wahl für Sie sein, insbesondere wenn Sie es mit Ihrer ganzen Familie oder mit einer Gruppe von Freunden spielen.

5. Tanzen

Tanzen ist eine weitere Möglichkeit, sich körperlich anstrengend zu betätigen, ohne dass es sich nach Training anfühlt. Probieren Sie einen traditionellen Tanz aus und kein Tanz-Fitness-Programm wie Zumba - das kann sich mehr wie ein langweiliger Fitness-Kurs anfühlen als Tanz und die Kunst die damit verbunden ist.

Es spielt keine Rolle, welche Art von Tanz Sie wählen, solange Sie ihn genießen. Ein paar Stunden Tanzen pro Woche - oder eine wilde Nacht jede Woche - werden Ihrem Körper genug Bewegung geben, damit Sie sich ebenso fühlen, wie nach einem Workout (während sich die Tätigkeit selbst nicht wie eine reine Trainingseinheit anfühlt).

6. Legen Sie sich einen Hund zu

Hunde sind die perfekten Begleiter für lange Spaziergänge. Ein Hund benötigt mindestens drei bis vier Spaziergänge pro Tag, von denen jeder mindestens 10 Minuten lang sein sollte, was insgesamt etwa das Doppelte der Mindestbewegung ist, die Sie pro Woche haben sollten.

Für noch mehr Aktivität, besorgen Sie sich ein hundefreundliches Frisbee, um auch Ihren Oberkörper trainieren zu können. Kommen Sie sich nicht dumm dabei vor dem Hund hinterherzulaufen oder mit diesem zu spielen.

7. Gehen Sie auf Reisen

Reisen kann eine gute Möglichkeit sein, mehr Bewegung zu erhalten, wenn Sie mehr Zeit damit verbringen, die lokalen Sehenswürdigkeiten zu erkunden und nicht nur zu erkunden, wie bequem die Liegen am Pool sind.

Wenn Sie in einer anderen Stadt oder in einem fremden Land sind, neigen Sie dazu, mehr zu laufen und möglicherweise auch mehr Sport zu treiben (z. B. Wandern oder Surfen), einfach nur weil dies erforderlich ist um die lokalen Sehenswürdigkeiten zu genießen (warum mit dem Bus nach Machu Picchu fahren, wenn Sie stattdessen den gesamten Wanderpfad erkunden können?).

8. Haben Sie Sex

Bitte denken Sie während dem Sex nicht an Bewegung und verbrannte Kalorien. Sex ist eine natürliche, kraftvolle Art der Bindung, die einige Vorteile der körperlichen Betätigung mit sich bringt.

Eine Studie von 2013 an 21 Paaren hat die Auswirkungen von mäßiger Bewegung auf einem Laufband und Sex verglichen. Die Wissenschaftler fanden heraus, dass Sex mit mäßiger Intensität durchgeführt wird und "möglicherweise teilweise auch als signifikante Übung angesehen werden kann"[41].

Während Sex wahrscheinlich nicht Ihre primäre Art des Trainings ist, das nächste Mal, wenn Sie sich sagen, dass Sie keine Zeit für Bewegung haben, erinnern Sie sich, dass Sie Bewegung auch durch eine andere Art von "Workout" ersetzen können, die wahrscheinlich keine Belastung für Ihre Willenskraft sein wird.

9. Gartenarbeit und Aktivitäten im Freien

Gartenarbeit wie Unkraut jäten oder von Hand rechen, ist nicht nur eine beruhigende, fast meditative Aktivität, die Ihnen helfen kann, Stress abzubauen, sondern sie hilft Ihnen auch dabei, sich etwas mehr zu bewegen und Ihre Muskeln aktiver werden zu lassen.

Andere Arten von Aktivitäten im Freien wie Holz hacken (anstatt Brennholz zu kaufen) oder das Reparieren von Dingen rund um das Haus, zählen ebenfalls zu den Aktivitäten mit geringer Intensität.

Messer- oder Beilwurf, Fähigkeiten, die man technisch als Sport bezeichnen kann, sind auch ein guter Weg, um draußen aktiv zu sein und ein solides Workout zu bekommen.

Was ist, wenn es keinen Spaß macht?

Einige Arten von Übungen sind notwendig oder werden zumindest empfohlen, aber sind nicht unbedingt spannend. Ein gutes Beispiel, in meinem Fall, ist die statische Dehnung, die nach jedem Training durchgeführt werden sollte.

Um das Dehnen angenehmer zu machen, versuche ich, die kleinen Dinge zu finden, die ich an der Aktivität mag - wie das Gefühl, dass sich meine Muskeln dehnen oder dass es eine fast meditative Erfahrung ist die Schmerzen zu ertragen wenn es um schmerzhafteres Dehnen geht.

Wenn Sie mit Übungen kämpfen, die Sie für notwendig halten, die Ihnen aber keinen Spaß machen, versuchen Sie, alle kleinen Möglichkeiten zu entdecken, um sie angenehmer zu gestalten. Musik oder Freunde können hier helfen. Wenn Sie all diese kleinen Dinge zu einer großen Sache zusammenfügen, sind die Chancen groß, dass Sie die ansonsten unangenehme oder langweilige Aktivität mit diesen kleinen, erfreulichen Dingen in Verbindung bringen.

Ich finde es zwar nicht spaßig und würde es nicht tun, wenn es nicht zur Verletzungsprävention und zur allgemeinen Flexibilität notwendig wäre, aber ich freue mich auf die beruhigende Erfahrung der Dehnungssitzung nach dem Training (und insbesondere auf die Vorteile der Verletzungsprävention, die es mir ermöglichen meine angenehmen Workouts mehr genießen zu können).

WIE MAN TRAINING GENIEßEN KANN: KURZE WIEDERHOLUNG

1. Strukturierte Fitnesskurse sind eine gute Möglichkeit zu erlernen, wie man alle Arten von körperlicher Aktivität ablehnen und sich nicht auf sie freuen kann. Da diese Arten von Aktivitäten in der Regel darauf ausgelegt sind, eine bestimmte Übung auszuführen und eine bestimmte Gruppe von Muskeln zu trainieren, anstatt sich auf Spaß und Selbstbeherrschung zu konzentrieren, ist es besser, sie zu vermeiden und etwas auszuwählen, das Ihnen schon immer gefallen hat.

Auf der anderen Seite, wenn Sie diese Kurse genießen, machen Sie auf jeden Fall weiter - der Schlüssel ist, etwas zu finden, das Ihnen Spaß macht, unabhängig davon, was andere darüber denken.

2. Sie müssen keine bestimmte Sportart ausüben, um sich körperlich zu betätigen. Es gibt mindestens neun Möglichkeiten, Ihren Körper zu bewegen, ohne eine bestimmte Sportart auszuführen. Diese Ideen umfassen: zu einem Gewässer gehen, wandern, mit einem Kind mithalten, Geschicklichkeitsspiele wie

Twister spielen, tanzen, mit einem Hund spielen oder laufen, reisen, Sex haben, Gartenarbeit oder andere Arten von Aktivitäten im Freien.

3. Wenn Sie eine bestimmte Art von Aktivität ausführen müssen, aber sich nicht darauf freuen, machen Sie sie angenehmer, indem Sie entweder die kleinen angenehmen Dinge entdecken (zum Beispiel das beruhigende Gefühl, Ihre Muskeln zu dehnen) oder die Erfahrung erträglicher machen, indem Sie Ihre Lieblingsmusik hören oder sie zusammen mit einem Freund tun.

Kapitel 5: Wie man Erholung verbessert, Verletzungen vorbeugt und Muskelkater behandelt

Vielleicht trainieren Sie schon seit ein- oder zwei Jahren und kämpfen mit geringer Energie, Muskelkater oder Burnout. Oder jedes Mal, wenn Sie eine neue Trainingsroutine beginnen, wird Ihr Körper so wund, dass Sie nicht wieder trainieren wollen und Sie hören gleich wieder damit auf.

Häufige Gründe, warum Menschen aufhören zu trainieren, sind Muskelkater, Verletzungen oder Schmerzen, die mit der körperlichen Aktivität verbunden sind. In der Tat ist das körperliche Unbehagen wahrscheinlich der schwierigste Teil der Entwicklung einer Trainingsgewohnheit für Menschen die an einen bewegungsarmen Lebensstil gewöhnt sind.

Schließlich ist es relativ einfach, von der Couch aufzustehen und die erste Trainingseinheit zu absolvieren, aber es wird viel schwieriger, wenn Sie am nächsten Tag aufwachen und jeder einzelne Muskel in Ihrem Körper schmerzt.

Wenn Sie neu anfangen, ist Muskelkater eine Garantie. Eine Verletzung - selbst eine kleine, die in wenigen Tagen heilt - ist auch recht wahrscheinlich für einen untrainierten Körper. Es kann Sie von Ihrer nächsten Trainingseinheit abhalten und so Ihre Kette unterbrechen. Leider ist es wahrscheinlicher, dass Sie beim nächsten Training wieder Schmerzen erleben werden, je mehr Zeit Sie sich zwischen den Trainingseinheiten nehmen.

DOMS (verzögerter Muskelkater) kann nicht vermieden werden, wenn Sie lange Zeit nicht trainiert haben. Allerdings behaupten Brad Schoenfeld und Bret Contreras, dass Muskelkater nach einer Trainingseinheit kein guter Indikator dafür ist, ob die Übung effektiv war oder nicht[42].

Mit anderen Worten: Denken Sie nicht, dass Muskelkater der Beweis für eine gute Trainingseinheit ist - dies ist eine verdrehte Denkweise, die Sie dazu bringt, Fitness mit

Schmerzen in Verbindung zu bringen was sich wiederum negativ auf Ihre Willenskraft auswirkt. Darüber hinaus kann diese Haltung zu einer Verletzung führen - und das macht das Festhalten an Ihre neue Gewohnheit unpraktisch oder sogar unmöglich.

Während DOMS nicht vollständig vermieden werden kann, können Sie seine Schwere reduzieren. Was die Verletzungen betrifft, können die meisten Risiken beseitigt werden, indem man einige einfache Tipps befolgt. Infolgedessen werden Sie das Risiko verringern zusätzliche Hindernisse für Ihre Übungsgewohnheiten zu kreieren.

Da es schwierig ist, DOMS oder die Genesung zu studieren und schlüssige Beweise für mögliche Therapien zu liefern, sind die folgenden acht Ideen nur Vorschläge, die Sie ausprobieren können und keine Garantien welche für jeden funtkionieren. Trotzdem, probieren Sie dies aus wenn Sie das nächste Mal Muskelkater haben und Sie können so vielleicht Ihren Widerstand vor der nächsten Trainingseinheit reduzieren.

1. Schaumrollen

Da die Selbst-myofasziale Freisetzung (gezielte Freisetzung von Muskelspannung) eine schnell entstehende und sich noch entwickelnde Form der Therapie ist, gibt es immer noch nicht genügend schlüssige wissenschaftliche Belege dafür (zum Beispiel wurden verfügbare Studien an nur wenigen Teilnehmern durchgeführt).

Ein systematischer Bericht aus dem Jahr 2015 legt jedoch nahe, dass das Ausrollen von Muskelgruppen mit einer Schaumrolle sowohl vor, als auch nach dem Training wirksam sein kann, um Muskelkater zu reduzieren[43]. Eine weitere systematische Studie aus dem Jahr 2015 deutet auch darauf hin, dass diese Art der Behandlung die Regeneration[44] verbessern und es Ihrer Willenskraft erleichtern kann, weiter zu trainieren.

Eine kanadische Studie aus dem Jahr 2015 über das Ausrollen von Muskelgruppen mit Schaumrollen und DOMS hat gezeigt, dass 20 Minuten Ausrollen nach dem Training (unmittelbar danach, 24 Stunden danach und 48 Stunden danach), DOMS bei 8

Teilnehmern reduziert hat, gemessen an Sprintzeit, Kraft und dynamischer Kraftausdauer[45]. Es ist kein endgültiger Beweis dafür, dass es für Sie funktionieren wird, aber Sie sollten es ausprobieren, da Sie lediglich davon profitieren können.

Wenn Sie testen möchten, wie das Schaumrollen sich auf Ihren Körper auswirkt, investieren Sie in eine Schaumstoffrolle und sehen Sie sich auf YouTube einige Anleitungsvideos bezüglich der richtigen Verwendung an. Dann rollen Sie Ihre Muskeln nach jeder Trainingseinheit und idealerweise auch die folgenden zwei Tage (wenn Ihre Muskeln am meisten schmerzen) aus.

Bitte bedenken Sie, dass Schaumrollen schmerzhaft sein wird, insbesondere in den ersten Wochen, wenn Sie mit allen angesammelten Spannungen in Ihrem gesamten Körper umgehen müssen. Wenn Sie jedoch Verspannungen lösen und Ihre Muskeln entspannen, werden Sie sich im Allgemeinen besser fühlen, was das Training erleichtern wird.

Zum Zeitpunkt des Schreibens dieses Buches benutze ich meine Schaumstoffrolle drei Mal pro Woche seit etwa zwei Jahren. Ich halte es für ein äußerst hilfreiches Werkzeug, um die Spannung in meinem Rücken und meinen Waden zu reduzieren, was mir hilft, während meiner Trainingseinheiten bessere Leistung zu erbringen und das Risiko von Verletzungen zu reduzieren.

2. Lassen Sie sich massieren

Massagen haben sich als effektiv bei der Linderung von DOMS erwiesen, aber nicht bei der Verbesserung der Muskelfunktion. Mit anderen Worten, sie sind nützlich für die psychologischen Vorteile von reduziertem Muskelkater, verbessern aber nicht die körperliche Regeneration Ihres Körpers.

Eine Studie aus dem Jahr 2003 zeigte, dass die Massage, die zwei Stunden nach dem Training durchgeführt wurde, die Funktion der Achillessehne nicht verbesserte, aber die Intensität der Schmerzen 48 Stunden nach dem Training verringerte[46].

In einer anderen Studie aus dem Jahr 2005 wurde festgestellt, dass eine 10-minütige Sportmassage 3 Stunden nach dem Training zu einer Linderung von DOMS um etwa 30% führte. Sie war auch hilfreich bei der Verringerung der Schwellung[47].

Eine weitere Studie aus dem Jahr 2005 kam zu dem Schluss, dass "Eine Massage nach dem Training die Schwere von Muskelkater reduziert, aber keine Auswirkungen auf den Funktionsverlust von Muskeln hat"[48].

Schließlich hat ein Bericht von 2013 über die Auswirkungen der Massage-Therapie auf DOMS keine eindeutigen Beweise geliefert – Massagen können bei Schmerzen helfen, aber nicht bei der Leistungssteigerung[49].

Wenn Sie gerade mit Ihrer Übungsgewohnheit beginnen, ist es möglich, dass Schmerzen eine Barriere für Sie darstellen, um in zwei oder drei Tagen nochmal zu trainieren. Wenn Sie Lust zum experimentieren haben, sollten Sie eine Massage (tiefe Sportmassage, nicht die reguläre Entspannungsmassage) durchführen lassen an den

Muskeln die Sie am meisten während Ihrer Trainingseinheit beansprucht haben. Selbst wenn es bei der körperlichen Erholung nicht hilft, sollte es helfen, Muskelkater zu reduzieren - und dies wiederum wird es ein bisschen einfacher machen, nochmal zu trainieren.

3. Drinken Sie Kaffee oder Tee

Überraschenderweise ist Koffein nicht nur gut, um Zombies am Morgen in Menschen zu verwandeln, sondern auch um Muskelkater zu reduzieren.

Eine Studie aus dem Jahr 2013 hat gezeigt, dass die Einnahme von Koffein unmittelbar vor dem Oberkörper-Widerstandstrainings die Leistungsfähigkeit steigert. Darüber hinaus verringerte anhaltende Koffeinaufnahme in den Tagen nach dem Training die Wahrnehmung von Schmerzen[50].

Es stellt sich heraus, dass Sie einen weiteren guten Grund haben, Kaffee oder Tee zu trinken. Zugegeben, Koffein-Pillen werden wahrscheinlich besser funktionieren als das Trinken von Tee oder Kaffee, aber das viel angenehmere Getränk sollte trotzdem helfen, indem es Ihnen nicht nur mehr Energie für das Training gibt, sondern auch den Schmerz danach reduziert.

4. Holen Sie sich die richtigen Nährstoffe

Studien mit kleinen Stichproben deuten darauf hin, dass eine richtige Ernährung sowohl bei der Genesung, als auch bei Muskelkater helfen kann.

Zum Beispiel zeigte eine Studie von 2006 an 17 Männern, dass Aminosäure-Ergänzung den mit der Übung verbundenen Muskelkraftverlust reduziert [51].

Eine Studie von 2010 an 12 Frauen hat die gleichen Ergebnisse bestätigt, dass Muskelschäden durch BCAA-Ergänzung vor dem Training unterdrückt werden können[52].

Der einfachste Weg, Aminosäuren kurz vor dem Training zu erhalten, besteht darin, BCAAs (verzweigtkettige Aminosäuren) zu konsumieren. Sie können in Kapsel- oder Pulverform in jedem Geschäft mit Nahrungsergänzungsmitteln (und höchstwahrscheinlich auch in Ihrem Fitnessstudio) gekauft werden.

Antioxidantien sind ein weiterer Teil des Puzzles. Sie reduzieren übermäßige Entzündungen, fördern so die Genesung und lindern Schmerzen.

Ein Artikel aus dem Jahr 1996 über die Rolle von antioxidativen Vitaminen und Enzymen bei der Prävention von belastungsinduzierten Muskelschäden besagt eindeutig, dass "die Frage, ob antioxidative Vitamine und antioxidative Enzyme eine schützende Rolle bei belastungsinduzierten Muskelschäden spielen, bejahend beantwortet werden kann. Die menschlichen Studien, die angeschaut wurden, zeigten an, dass Antioxidansvitaminergänzung Leuten empfohlen werden kann, die regelmäßige schwere Übungen durchführen"[53].

Eine Studie aus dem Jahr 2012 über Blaubeeren und belastungsinduzierte Muskelschäden hat gezeigt, dass ein Blaubeer-Smoothie vor und nach dem Training die Erholung der isometrischen Muskelspitze beschleunigt.

Es gibt auch Studien, die die vorteilhaften erholungsfördernden Wirkungen von Kirschsaft behandeln.

In einer britischen Studie wurde festgestellt, dass das Trinken von 12 Flüssigunzen (0,35 l) Kirschsaft zweimal täglich für acht Tage, einige der Symptome von belastungsinduziertem Muskelschaden verringert[54].

Eine andere Studie aus dem Jahr 2011 stimmt zu, dass Montmorency Kirschsaft Muskelschäden durch intensive Kraftübungen reduziert[55].

Eine weitere Studie aus dem Jahr 2010 über Sauerkirschsaft nach dem Marathonlauf, hat ebenfalls die gleichen Ergebnisse bestätigt. Wie die Wissenschaftler feststellten: "Der Kirschsaft scheint ein praktikables Mittel zu sein, um die Erholung nach anstrengender körperlicher Belastung zu unterstützen, indem er die gesamte antioxidative Kapazität erhöht, die Entzündung und die Lipidperoxidation reduziert und so die Wiederherstellung der Muskelfunktion unterstützt"[56].

Zu guter Letzt hat eine amerikanische Studie aus dem Jahr 2010 gezeigt, dass die Einnahme von Sauerkirschsaft für 7 Tage vor und während einer anstrengenden Lauf-Veranstaltung, Muskelschmerzen minimieren kann[57].

Alle diese Studien legen nahe, dass Lebensmittel, die reich an antioxidativen und entzündungshemmenden Eigenschaften sind, dazu beitragen können, Muskelschäden und Schmerzen während anstrengender körperlicher Betätigung zu reduzieren. Essen Sie Beeren und trinken Sie Kirschsaft, vor und nach dem Sport und Sie werden nach dem ersten Training weniger leiden und mehr Willenskraft haben, um weiterzumachen.

5. Aufwärmen, dehnen, abkühlen

Es ist wichtig, jedem Übungsabschnitt ein richtiges Aufwärmen (Pre-Workout) voranzustellen und ihn mit einer Abkühlungsroutine mit Übungen wie Hampelmännern, stationärem Fahrrad, Joggen usw. abzuschließen. Das Ziel des Aufwärmens ist es, Ihren Körper bereit für die Übungen zu machen und die Verletzungsgefahr zu verringern. Das Ziel einer Abkühlung ist es, Ihrem Körper dabei zu helfen, von der Übung zur Ruhe zu wechseln.

Eine Studie aus dem Jahr 2007 hat gezeigt, dass Sie innerhalb von 15 Minuten vor der körperlichen Aktivität ein Aufwärm- und Dehnungsprotokoll durchführen sollten, um den größten Nutzen zu erzielen und Verletzungen zu vermeiden[58].

Eine in 2010 durchgeführte Meta-Analyse von 32 Studien ergab, dass das Aufwärmen die Leistung in 79% der untersuchten Kriterien verbessert und dass "es wenig Belege dafür gibt, dass Aufwärmen schädlich für Sportler ist.[59]" Während weitere gut geführte Studien notwendig sind, um die positive Rolle eines Warm-Ups zu beweisen, ist es sicher zu sagen, dass ein Warm-up genauso notwendig ist, wie jeder Sporttrainer es Ihnen sagen wird.

Es gibt zwei Arten der Dehnung, die beide zur Verletzungsprävention, sowie zur Verbesserung der Erholung und zur Minimierung von Muskelschmerzen notwendig sind.

Die erste ist die statische Dehnung, mit der Sie wahrscheinlich vertraut sind - eine Dehnung für 30 bis 90 Sekunden, normalerweise mit einem brennenden Gefühl in den gestreckten Muskeln.

Diese Art der Dehnung sollte nur nach Ihren Trainingseinheiten durchgeführt werden und niemals zuvor, da sie die Festigkeit beeinträchtigen kann, indem sie eine Gelenkinstabilität verursacht[60]. Eine im Jahr 2013 durchgeführte Meta-Analyse hat ergeben, dass die Verwendung von statischer Dehnung als alleinige Aktivität während der Aufwärmroutine im Allgemeinen aufgrund von verringerter Festigkeit, Kraft und explosiver Leistung vermieden werden sollte.[61].

Statisches Dehnen - wenn es nach einem Training durchgeführt wird - ist für die Erholung und Kraftzunahme von Vorteil, aber nicht unbedingt für DOMS (eine 2011 Meta-Analyse legt nahe, dass DOMS überhaupt nicht reduziert wird[62]).

Pavel Tsatsouline, ein ehemaliger Ausbilder der sowjetischen Spezialeinheit, schreibt in seinem Artikel: "Die Vorteile des Dehnens sind enorm. Dehnen kann Ihre Stärke um 10% erhöhen. Das ist eine ganze Menge. Der Mann [Russischer Meister des Sports Alexander Faleev] erklärt: "Wenn Sie ein Gewicht heben, ziehen sich Ihre Muskeln zusammen.

Und nach dem Training bleiben die Muskeln für einige Zeit zusammengezogen. Die folgende Wiederherstellung der Länge der Muskeln ist die Erholung. Bis der Muskel seine Länge komplett wiederhergestellt hat, hat er sich nicht erholt. Wer also seine Muskeln nicht dehnt, verlangsamt den Genesungsprozess und verzögert seine Erfolge." Außerdem sind Anspannung und Entspannung zwei Seiten derselben Medaille: "Wenn der Muskel verlernt, wie er sich verlängern kann, wird er sich auch schlechter zusammenziehen. Und das ist Stagnation der Stärke"[63].

Ich lernte meine Lektion über die Vorteile der statischen Dehnung, als mein Manualtherapeut empfahl, dass ich mich nach jeder Kletter-Einheit dehne um die Schmerzen in meinen Fingergelenken und -füßen (beides bei Anfängern üblich) zu verringern und zur allgemeinen Verletzungsprävention für den gesamten Körper. Nach nur einer Woche bemerkte ich eine deutliche Abnahme der Schmerzen und verbesserte meine allgemeine Flexibilität beim Klettern. Drei Wochen später war der Schmerz fast nicht mehr vorhanden. Seit dem glaube ich fest an die Vorteile von Dehnungsübungen.

Die zweite Art der Dehnung ist die dynamische Dehnung, auch ballistische Dehnung genannt. Sie sollten diese Dehnung vor dem Training zusammen mit dem Aufwärmen durchführen. Im Gegensatz zu statischen Dehnungen wurde in einer Studie aus dem Jahr 2008 festgestellt, dass dynamisches Dehnen die Kraft, Stärke, Muskelausdauer, anaerobe Kapazität und Beweglichkeit verbessert[64].

Nachdem ich mich vor meinen Klettereinheiten mehr auf dynamisches Dehnen und Aufwärmen konzentrierte, reduzierte ich das Auftreten von kleinen Schmerzen während des Kletterns und genoss auch mehr Flexibilität.

Das Erklären der Durchführung von statischer oder dynamischer Dehnungen geht über den Rahmen dieses Buches hinaus. Eine schnelle YouTube-Suche versorgt Sie mit allen Routinen, die Sie für die richtige Dehnung vor und nach dem Training benötigen.

6. Gehen Sie in die Sauna

Eine thailändische und malaysische Studie aus dem Jahr 2015 hat gezeigt, dass der Besuch einer Sauna vor dem Training dazu beitragen kann, Muskelkater im Streckmuskel des Handgelenks zu reduzieren[65]. Diese Befunde stehen im Einklang mit allgemeinen Ratschlägen, dass, wenn Sie Muskelkater behandeln wollen, die Erhöhung der Durchblutung der Muskeln und die anschließende erhöhte Sauerstoffzufuhr dazu beitragen können, dass Sie sich besser fühlen.

Sportmedizin-Spezialist David Geier sagt in einem Artikel über Saunen und Erholung, dass eine Sauna "Sie dazu bringt zu schwitzen und Endorphine freisetzen kann. Und die Hitze erhöht auch die Durchblutung des Muskels und die Peripherie des Körpers, was wahrscheinlich dazu beiträgt, dass sich die wunden Muskeln vorübergehend besser fühlen."

Er weist auch darauf hin, dass das Sitzen in einer Sauna nach dem Training keine gute Idee ist - mehr als fünf Minuten in einer Sauna zu sitzen ist eine Form von passiver Übung, die den Genesungsprozess verzögert. Vor dem Training ein paar Minuten in der Sauna zu verbringen, ist jedoch eine bessere Idee, weil es "Ihnen vielleicht helfen kann, sich aufzuwärmen und einige der sofortigen Muskelschmerzen zu lindern"[66].

Um zusammenzufassen, während ein Post-Workout Saunagang wahrscheinlich nicht langfristig helfen wird, werden Sie sich doch vorübergehend besser fühlen und es kann Sie psychologisch auf das nächste Training vorbereiten. Um den größten Vorteil zu erziehlen, sollten Sie einen Saunagang vor dem Sport in Betracht ziehen.

7. Schlaf

Eine ordnungsgemäße Erholung kann ohne hochwertigen Schlaf nicht stattfinden. Zahlreiche Studien haben gezeigt, dass Schlafverlust - und insbesondere chronischer Schlafverlust[67] - die menschliche Leistungsfähigkeit in hohem Maße negativ beeinflusst[68, 69].

Eine Studie aus dem Jahr 2014 hat gezeigt, dass Schlafentzug "signifikante Auswirkungen auf die sportliche Leistung haben kann, insbesondere auf submaximale, anhaltende Bewegung. Kompromittierter Schlaf kann auch das Lernen, Gedächtnis, Kognition, Schmerzwahrnehmung, Immunität und Entzündung beeinflussen"[70].

Es besteht kein Zweifel daran, dass Schlaf ein obligatorischer Teil einer ordnungsgemäßen Erholungsroutine ist. Idealerweise sollten Sie jeden Tag genug Schlaf bekommen und nicht versuchen, am Wochenende den Schlaf nachzuholen. Erholungsschlaf während des Wochenendes wird nicht automatisch alle Symptome von Schlafmangel beseitigen[71], da mehr Zeit benötigt wird, um langfristigen Schlafentzug zu beheben.

Interessanterweise kann Schlafmangel die Schmerzempfindlichkeit sowohl bei akuten Schmerzen (Dauer von weniger als 3 bis 6 Monaten), als auch bei chronischen Schmerzen erhöhen[72]. Wenn Sie an einer Verletzung leiden oder chronische Schmerzen haben, sollten Sie noch mehr darauf achten, genügend Schlaf zu bekommen.

Was den Schlaf betrifft, den Sie bekommen sollten, hängt alles davon ab, wie Sie sich fühlen.

Nach besonders anstrengenden Tagen (Schwimmen, Tennis und Klettern am selben Tag) schlafe ich bis zu 10 Stunden oder länger, wenn ich das Gefühl habe, dass ich es brauche. Ich beschimpfe mich nicht selbst morgens, weil ich nicht früh genug aufgewacht bin. Die zwei zusätzlichen Stunden, die ich hätte "gewinnen" können, wenn ich früher aufgewacht wäre, würden meine Genesungszeit verlängern und gleichzeitig mein allgemeines Wohlbefinden und meine Leistungsfähigkeit verringern.

8. Trainieren Sie wieder

Zu guter Letzt, die Nachricht, die Sie wahrscheinlich nicht hören wollen: Eine der besten Möglichkeiten, um DOMS zu reduzieren, ist es, wieder zu trainieren.

Belastungsinduzierte Hypoalgesie (erhöhte Schmerzgrenzen und Schmerztoleranz durch Bewegung) wurde im Ausdauertraining bei Sportarten wie Laufen, Radfahren und Schwimmen nachgewiesen[73]. Wenn Sie unter Muskelkater leiden, können Sie bei einer Radtour, beim Joggen oder beim Schwimmen vorübergehend Schmerzen lindern.

Wann immer ich unter DOMS leide, trainiere ich normalerweise weiter, trotz der Schmerzen. Während Sie trainieren, spüren Sie den Schmerz nicht so stark wie Sie es vielleicht erwarten und der Schmerz wird nach dem Training stark reduziert sein.

Bitte bedenken Sie, dass Sie Ihre Muskeln nicht mit der gleichen Intensität wie am Vortag beanspruchen müssen. Eine leichte Übung - auch wenn es nur ein einfacher Spaziergang für Beinschmerzen ist - wird helfen.

Wenn Allgemeinwissen tatsächlich Ihre Willenskraft reduzieren kann

Viele Athleten nehmen kalte Duschen, benutzen die Kontrasttherapie (indem sie zwischen warmen und kalten Duschen wechseln) oder tauchen in kaltes Wasser ein, um die Regeneration zu verbessern oder DOMS zu reduzieren. Es ist möglich, dass Sie diesem Rat ebenfalls folgen und unwissentlich Ihre Willenskraft reduzieren, indem Sie diese Therapie für die falsche Anwendung verwenden.

Die Wissenschaft hat keine soliden Beweise dafür gefunden, dass eine dieser Methoden alleine ausreicht, um DOMS spürbar zu reduzieren. In der Tat tauchen immer mehr Studien auf, die besagen, dass die Kältetherapie nur einen Placebo-Effekt bewirkt, während sie die Leistung negativ beeinflusst.

Eine japanische Studie aus dem Jahr 2015 deckte auf, dass die Gruppe der Teilnehmer, die nach dem Training Kühlung benutzte, im Vergleich zur nicht gekühlten Gruppe deutlich geringere Zunahmen oder gar keine Zunahme in Kraft, Muskelmasse und Ausdauer aufwies[74].

Mit anderen Worten, auf allgemeine Ratschläge zu hören, könnte Sie das nächste Mal, wenn Sie Sport treiben, tatsächlich schwächer machen, was Sie dann davon abhalten könnte, zu trainieren.

Einige Studien legen nahe, dass die Möglichkeit besteht, dass solche Therapien - in einem sehr kleinen, statistisch unbedeutenden Ausmaß - bei der selbstberichteten Genesung helfen können (und nicht bei objektiven Maßstäben wie erhöhter Kraft)[75].

Eine französische Studie aus dem Jahr 2010 zeigt, dass eine Ganzkörper-Kryotherapie nach schweren körperlichen Anstrengungen hilfreich sein kann[76], obwohl ich mir nicht vorstellen kann, dass viele Menschen, nach einem Training eine Kryotherapie-Kammer aufsuchen, um für drei Minuten in -166 ° F (-110 ° C) Temperaturen zu stehen, nur um Ihre Erholungsphase etwas zu verbessern.

Wie Sportmediziner Dr. Gabe Mirkin sagt: "Eine Vereisung ist lediglich gut für den Placebo-Effekt"[77]. Wenn anekdotische Beweise Sie überzeugen, kann eine einfache Therapie mit kalten Duschen oder Eispackungen einen Versuch wert sein und sei es nur zur verbesserten Wahrnehmung Ihres eigenen Wohlbefindens oder eines Placebo-Effektes (hey, solange es hilft, oder?).

Eine singapurische Studie aus dem Jahr 2010 besagt, "ein ganzheitlicher Ansatz zur Genesung wird zu besseren Ergebnissen führen, als eine isolierte Genesungstechnik"[78]. Wenn Sie sich mit der Kältetherapie wohlfühlen und es Sie dazu motiviert sich trotz Schmerzen zu bewegen, setzen Sie sie auf jeden Fall fort.

Aber, laut David Pascoe, ein Professor der Sportwissenschaft an der Auburn Universität, wenn maximale Stärke Ihr Hauptziel ist, sollten Sie besser keine Kältetherapie machen[79]. Wie er sagt: "Wenn Athleten Schmerzen empfinden und sich durch Kältetherapie großartig fühlen, werden sie einen besseren Workout haben. Das könnte ein ausreichender Grund sein Kältetherapie in Erwägung zu ziehen, wenn Muskel- und Kraftaufbau keine Rolle für Sie spielen."

Wenn Sie jedoch wissen, dass verminderter Aufbau auch Ihre Motivation vermindern wird, konzentrieren Sie sich auf einen ganzheitlicheren Ansatz mit richtigen Aufwärmübungen, Dehnungen und anderen empfohlenen Pre-Workout-Methoden, um DOMS zu reduzieren und trainieren Sie trotz Schmerzen weiter.

Bitte beachten Sie jedoch, dass das, was wir hier besprochen haben, nur für die Auswirkungen der Kältetherapie auf die Genesung und DOMS gilt, nicht für die anderen gesundheitlichen Vorteile, die Kältetherapie bieten kann (wie z.B. Schmerzlinderung bei Verletzungen).

Wie Sie eine Pause machen können, ohne Ihre Gewohnheit zu zerstören

Der gesunde Menschenverstand lässt Sie denken, dass, im Vergleich von einer Person, die 52 Wochen im Jahr trainiert, mit einer Person die nur 16-24 Wochen pro Jahr trainiert, die erste Person viel stärker sein wird, als die zweite. Doch wie Fitnesstrainer Jason Feruggia und jeder andere Krafttrainer Ihnen sagen würde, ist der Kraftaufbau in diesen beiden Fällen tatsächlich nicht sehr unterschiedlich und die Athleten, die sich länger ausruhen, können tatsächlich größere Erfolge erzielen[80].

Infolgedessen sind Pausen gut für Sie und können Ihnen dabei helfen, mit weniger Aufwand die gleichen oder bessere Ergebnisse zu erzielen - vorausgesetzt, Sie können nach einer Pause wieder in Ihre Routine einsteigen. Und hier liegt das größte Problem - wie steigt man wieder in eine Trainingsgewohnheit ein, wenn man sich im Falle einer erzwungenen Pause wegen Krankheit oder Verletzung für ein- oder zwei Wochen oder sogar einen ganzen Monat geschont hat?

Das Wichtigste, an das Sie sich erinnern sollten, ist, niemals wirklich mit dem Training vollständig aufzuhören. Vollständige körperliche Inaktivität hat eine Art Faulheit zu fördern, der man schwer entkommen kann, auch wenn die Pause vorbei ist.

Wenn Sie gezwungen sind, eine Pause einzulegen und aufgrund einer Krankheit oder einer Verletzung jegliche Arten von Übungen aufgeben müssen, versuchen Sie zumindest, sich ein wenig zu bewegen - so viel, wie es Ihr Arzt Ihnen erlaubt. Wenn Sie eine Pause machen, um sich zu erholen, machen Sie für ein- oder zwei Wochen keine Ihrer regelmäßigen, anstrengenden Übungen, aber machen Sie weiterhin andere, weniger intensive Übungen wie Spaziergänge, Radfahren usw.

Alle zwölf Wochen mache ich ein- oder zwei Wochen Pause und hebe keine Gewichte. Diese Pausen reduzieren die Menge an Bewegung, die ich bekomme stark, aber sie dienen nur als ein Erholungs-Werkzeug für mich - sie verursachen keine Probleme, wenn ich meine Routine wieder aufnehme. Eine Pause vom Fitnessstudio bedeutet nicht, dass ich mit dem Training vollständig aufhöre. Ich pausiere nur meine Gewichthebungs-Sitzungen, um meinen Körper sich erholen zu lassen, während ich noch andere Sportarten praktiziere, wenn auch normalerweise mit geringerer Intensität.

Darüber hinaus dienen diese Pausen auch einem anderen wichtigen Zweck - sie helfen mir, bezüglich Gewichteheben motiviert zu bleiben, indem ich allgemeines psychisches und physisches Burnout und/oder Verletzungen verhindere, die mit einer höheren Wahrscheinlichkeit auftreten, wenn man zu viel trainiert.

Wenn Sie während einer Pause immer noch eine Art Fitness-Routine pflegen - selbst wenn es nur ein paar Spaziergänge pro Woche sind – so ist dies immer noch ausreichend, um Ihnen zu helfen, Ihre bisherige Routine wieder aufzunehmen, sobald Sie wieder soweit sind.

Was ist, wenn das Zurückkehren zu Ihrer alten Routine, bedeutet, dass die alten Probleme wieder auftauchen, wie z. B. Muskelkater und genereller Widerwille sich zu bewegen, auch wenn Sie wissen, dass Sie das Training wieder genießen werden, sobald Sie Ihre Gewohnheit wieder aufgenommen haben?

Beginnen Sie in diesem Fall langsam und steigern Sie allmählich die Intensität, bis Sie das Gefühl haben, dass Sie wieder zu Ihrer früheren Form und Denkweise zurückgekehrt sind. Wenn ich nach einer einwöchigen Pause ins Fitnessstudio zurückkehre, beginne ich nicht mit den Gewichten, die ich beim letzten Mal im Fitnessstudio gehoben habe. Ich reduziere die Intensität um 10%, wodurch sich das Training immer noch wie ein solides Training anfühlt, aber nicht so anstrengend ist, dass ich meinen Körper am nächsten Tag nicht bewegen kann.

Derselbe Hinweis gilt auch für andere Sportarten. Wenn Sie viermal pro Woche zwei Stunden Fahrrad fahren und eine 14-tägige Radpause einlegen, sollten Sie nicht mit vier zweistündigen Sitzungen pro Woche beginnen, wenn Sie wieder anfangen. Nehmen Sie es leichter, indem Sie in der ersten Woche mit zwei oder drei 90-minütigen Sitzungen beginnen. Das wird es Ihrem Körper leichter machen, sich wieder an Ihre frühere Routine zu gewöhnen und so den

Muskelkater und den allgemeinen Widerwillen gegen Sport reduzieren.

Es ist eine gute Idee, ein eigenes Genesungssystem zu entwickeln und sich genauestens daran zu halten. Zum Beispiel mache ich alle drei Monate eine Woche Pause vom Fitnessstudio. Außerdem stelle ich sicher, dass ich die Anzahl der Tage, in denen ich mich von anderen Sportarten (wie Klettern) erhole, immer erhöhe, sobald ich fühle, dass ich nur wenig Energie habe. Nur ein zusätzlicher Ruhetag kann enorme Auswirkungen auf Ihre allgemeine Motivation haben und Ihnen deshalb dabei helfen, dauerhaft bei Ihrer Fitness-Routine zu bleiben.

Tappen Sie jedoch nicht in die Falle, aus einer Laune heraus Pausen zu machen. Planen Sie die Pausen im Voraus, damit Sie keine emotional bedingten Pausen einlegen, nur weil Sie an einem bestimmten Tag nicht trainieren möchten. Ein solches Verhalten kann dazu führen, dass man seine Gewohnheiten zerstört und seine Motivation verringert.

Zu guter Letzt, fühlen Sie sich nicht schuldig, bezüglich eingelegter Pausen. Solange Sie mit diesen erst ein paar Wochen oder Monate nachdem Sie eine dauerhafte Gewohnheit entwickelt haben beginnen (und nicht beim erste Mal, wenn Sie Hindernissen begegnen), wird es Ihnen nur helfen.

WIE MAN ERHOLUNG VERBESSERT, VERLETZUNGEN VORBEUGT UND MUSKELKATER BEHANDELT: KURZE WIEDERHOLUNG

1. Wenn Sie anfangen zu trainieren, ist Muskelkater garantiert. Es besteht auch ein höheres Verletzungsrisiko, insbesondere wenn Ihr Körper überhaupt nicht trainiert ist. Folglich lohnt es sich, verschiedene Wege zu lernen und zu nutzen, um mit DOMS umzugehen, die Genesung zu verbessern und Verletzungen vorzubeugen.

Post-Workout-Schaumrollen ist ein effektiver Weg, um Muskelkater zu reduzieren und Verletzungen zu vermeiden. Sportmassagen sind auch hilfreich, haben aber nur psychische schmerzreduzierende Vorteile. Das Trinken von Koffein verringert die Wahrnehmung von Schmerzen.

Richtige Ernährung kann Ihre Erholung fördern, sowie Schmerzen nach dem Training reduzieren. Die Aufnahme von essentiellen Aminosäuren in Form von BCAAs können Ihnen helfen und so können es auch antioxidativ reiche, entzündungshemmende Lebensmittel wie Blaubeeren oder saurer Kirschsaft.

Dynamisches Dehnen vor dem Training hilft bei der Leistung und verringert das Verletzungsrisiko, während die statische Dehnung nach dem Training die Regeneration optimiert. Vergessen Sie nicht eine ordnungsgemäße Aufwärm- und Abkühlungsroutine durchzuführen, denn es wird Ihrem Körper helfen sich auf die Trainingseinheit vorzubereiten (oder ihm beim Übergang von der Übung zur Ruhe helfen) und Verletzungen vorzubeugen.

Nach dem Training in eine Sauna zu gehen, ist eine andere Strategie, die Ihnen helfen kann, Schmerzen zu lindern und sich besser zu fühlen, obwohl dies meist nur temporäre psychologische Effekte bietet. Für einen zusätzlichen schmerzlindernden und aufwärmenden Effekt ziehen Sie eine kurze 5-minütige Sitzung in der Sauna direkt vor dem Training in Erwägung.

Vergessen Sie nicht, dass Erholung - sowohl körperlich als auch psychisch - nicht ohne hochwertigen Schlaf geschehen kann.

Eine der effektivsten Möglichkeiten, mit Schmerzen umzugehen und Ihrem Körper zu helfen, sich schneller zu erholen, ist wieder zu trainieren. Sogar ein Spaziergang mit geringer Intensität kann Schmerzen lindern.

2. Die beliebte Kältetherapie zur Verbesserung der Regeneration und Reduzierung von DOMS kann sich während des nächsten Trainings nachteilig auf Ihre Leistungsfähigkeit auswirken und macht es wahrscheinlicher, dass Sie das Training vollständig aufgeben. Die Studien sind nicht eindeutig, deuten aber darauf hin, dass Kälte für DOMS nur einen Placebo-Effekt hat und nur für psychologische Vorteile sinnvoll ist, nicht jedoch für maximale Stärke und Ausdauer.

3. Wenn Sie eine Pause vom Training machen, hören Sie nicht vollständig mit dem Training auf. Versuchen Sie, sich wenigstens etwas körperlich zu bewegen, sodass Sie, wenn Sie Ihre Routine fortsetzen, die Trainingsmenge nicht sofort dramatisch erhöhen.

Regelmäßige Pausen - wenn Sie nicht aus einer Laune heraus geschehen, sondern im Voraus geplant werden - können Ihnen helfen, über Jahre hinweg motiviert zu bleiben. Fühlen Sie sich nicht schuldig, Pausen zu machen. Wenn sie richtig gemacht werden, helfen sie Ihnen lediglich bei Ihrem Fortschritt.

Kapitel 6: Andere übungsbezogene Probleme

Es gibt viele Probleme im Zusammenhang mit Übungen, die ich in den vorherigen Kapiteln nur teilweise behandelt habe oder die ich bisher noch gar nicht erwähnt habe, die aber trotzdem wichtige Bestandteile bei der Entwicklung von einer lebenslangen Trainingsgewohnheit sind.

In diesem Kapitel werden wir über den Umgang mit anderen Menschen und ihrem Trainingskonzept sprechen, bzw. deren Einstellung bezüglich Ihres Trainings. Die Unterstützung durch andere (oder keine Unterstützung) kann Ihre Fitnesspläne sehr positiv oder aber auch sehr negativ beeinflussen und es ist wichtig zu wissen, wie man mit diesem Problem umgehen kann. Außerdem werden wir über die Steuerung Ihre Erwartungen sprechen (die falschen Erwartungen werden Sie von der körperlichen Betätigung abhalten) und wie Sie das Problem der Selbstkritik, des Unbehagens und des geringen Selbstwertgefühls beim Training bewältigen können.

Schließlich werden wir die Jahreszeiten und ihre Auswirkungen auf die Trainingsgewohnheiten behandeln (und wie Sie trotz eines harten Winters an Ihrer Gewohnheit festhalten).

Wie man mit anderen Leuten umgeht

Wie bereits im Prolog kurz erwähnt, fand eine Studie aus dem Jahr 2009 heraus, dass mangelnde Unterstützung die erste Barriere für Ihr Training ist, welche selbst den Mangel an Willenskraft übertrifft. Das bedeutet, dass der Erfolg oder nicht Erfolg bei der Durchsetzung Ihrer Vorsätze sehr von anderen Menschen abhängt und ihr Einfluss viel damit zu tun hat, wie Sie aussehen und wie Sie sich fühlen.

Im gängigsten Szenario beginnen einer oder mehrere Ihrer nicht hilfsbereiten, körperlich inaktiven Freunde (oder Familienmitglieder), sobald Sie mit dem Training anfangen, sich über Sie lustig zu machen oder den Widerstand gegen Ihre Veränderung auf verschiedene andere Arten zu zeigen. Im Wesentlichen kommuniziert dies "wage es nicht, dein Leben zum Besseren zu verändern". Denn falls Sie dies tun macht es deutlich, dass diese Person unfähig (oder unwillig) ist dieselben positiven Veränderung in ihrem eigenen Leben vorzunehmen.

Zwar gibt es Dutzende von verschiedenen Möglichkeiten, mit diesem Problem umzugehen, aber der Ratschlag, den ich am nützlichsten finde, ist, sich auf sich selbst zu konzentrieren und zu ignorieren, was andere sagen.

Letztendlich kommt es allein darauf an, dass Sie Vertrauen in sich selbst und Ihre eigenen Entscheidungen haben. Wenn Ihnen bewusst ist, dass Bewegung Ihr Leben zum besseren verändern wird, warum sollten Sie sich dann von anderen dazu beeinflussen lassen diese Verbesserung nicht vorzunehmen? Aufgrund von Angst von diesen negativen Menschen beeinflusst zu werden?

Nun, ich glaube nicht, dass Sie ein einsamer Wolf werden und versuchen sollten Ihr Leben ohne jegliche Unterstützung zu verändern. Andere zu ignorieren und sich selbst zu vertrauen ist lediglich der erste Schritt. Der zweite Schritt ist, sich mit Leuten zu umgeben, die Ihre Einstellung teilen.

Glücklicherweise wird es, sobald Sie anfangen zu trainieren, sehr leicht sein sich mit anderen Menschen anzufreunden, die ihr Leben verändern möchten oder es bereits getan haben.

In der Kletterhalle, in der ich klettere, kann man eine Vielzahl von verschiedenen Menschen treffen. Ein Großteil von ihnen hat eines gemeinsam: Sie lieben es zu klettern und unterstützen andere, die ihre Leidenschaft teilen.

Ob Sie eine 40-jährige alleinerziehende Mutter, ein 25-jähriger übergewichtiger Student oder ein 55-jähriger Mann mit einem Bauch sind, die meisten werden Ihnen gerne Ratschläge, Anleitung, und Unterstützung geben um Ihnen zu helfen, den Sport zu erlernen. Freundschaften entstehen auf natürliche Weise, wenn Sie versuchen, das gleiche Problem zu lösen oder die gleiche Kletterroute zu bewältigen.

An anderen Orten, die von Sportenthusiasten bevölkert werden, ist dies nicht anders. Wenn Sie in ein Fitnessstudio gehen, werden Ihnen sowohl das Personal als auch andere Besucher helfen. Wenn Sie tanzen lernen möchten, stehen Ihnen andere leidenschaftliche Tänzer gerne zur Seite.

Wenn ein Mangel an Unterstützung Sie sehr belastet, wird es die Wahl eines Sports welcher mit anderen durchgeführt werden kann einfacher machen unterstützende Menschen kennenzulernen (und es wird Ihnen dabei helfen, die Menschen zu ignorieren, die nicht hilfreich sind).

Wann immer es möglich ist, ist es besser, einen Verbündeten in einem Freund oder einem Familienmitglied zu finden, aber wenn das nicht möglich ist, schauen Sie sich um und finden Sie neue Freunde. Es gibt keine Regel, die es Ihnen verbietet, neue unterstützende Freunde zu finden, wenn Sie eine neue Sportart erlernen.

Alternativ können Sie sich einem Forum anschließen, das sich der Fitness oder dem Sport widmet, den Sie erlernen möchten. Sie können auch ein soziales Fitnessnetzwerk finden (oder die Netzwerke die Sie bereits nutzen dazu verwenden um sportlichen Menschen zu folgen oder mit Ihnen zu interagieren).

Viel Wissen und Inspiration für die Sportarten, die ich bisher ausgeübt habe, stammt aus Online-Interaktionen - sowohl in der passiven Form durch das Lesen der Posts und Artikel anderer Menschen, als auch in direkterer Weise durch persönliche Nachrichten und der Suche nach persönlicher Beratung.

Bitte beachten Sie aber, dass viele Leute versuchen online gut gemeinte Ratschläge zu geben, aber selbst nicht viel Erfahrung haben. Innerhalb von Foren kann eine hohe Anzahl von Beiträgen und Reputation bei der Entscheidung wessen Rat wertvoll ist und wessen nicht hilfreich sein. Auf sozialen Netzwerken kann es schwieriger sein, dies zu überprüfen, obwohl Sie normalerweise den aktivsten Benutzern vertrauen können, die eine sorgfältige Beratung anbieten.

Unabhängig von ihrer Erfahrung können alle Menschen an solchen Orten - sowohl Anfänger als auch Experten – Ihnen die notwendige Unterstützung geben, um weiter zu trainieren. Viele Foren bieten die Möglichkeit, Ihren Fortschritt in der Form eines öffentlichen Tagebuches Ihrer Bemühungen zu dokumentieren. Wenn es Ihnen nichts ausmacht, ein paar Informationen über sich selbst online preiszugeben, sollten Sie sich überlegen ein solches Tagebuch bezüglich Ihrer eigenen Fortschritte einzurichten, damit Sie persönliche Ratschläge von anderen Menschen erhalten und eine Inspiration für andere werden können.

Wie man Erwartungen steuert

Wenn Sie anfangen zu trainieren, ist es möglich, dass Sie unrealistische Erwartungen an sich selbst stellen oder sich mit anderen vergleichen, wodurch die Motivation zum Trainieren verloren geht. Verwenden Sie zwei Schritte, um zu vermeiden, dass diese Probleme Ihre Gewohnheit beeinflussen.

Der erste Schritt besteht darin, sich über die realistischen Ziele zu informieren, die für das, was Sie tun, spezifisch sind. Legen Sie Ihre Ziele entsprechend dieser Informationen fest und erwarten Sie nicht, dass Sie anders sind und diese Ziele übertreffen. Falls Sie das tun, großartig. Falls nicht, haben Sie es sowieso nicht erwartet, also wird es Ihre Entschlossenheit nicht ruinieren.

Zum Beispiel kann ein Anfänger im Gewichtheben annehmen, dass er innerhalb von sechs Monaten 200 Pfund (91 kg) Bankdrücken kann. Jedoch zeigt ein kurzer Blick auf realistische Fitnessziele, dass der durchschnittliche Mann bis zu zwei Jahre Training braucht, um 1,2x sein eigenes Körpergewicht stemmen zu können[81].

Wenn der unrealistische Anfänger erkennt, dass er nach sechs Monaten noch weit davon entfernt ist, sein Ziel zu erreichen, will er wahrscheinlich mit dem Training aufhören. Immerhin hat er, seiner Meinung nach, versagt und sechs Monate seines Lebens vergeudet - obwohl er gemessen an realistischen Maßstäben große Fortschritte gemacht hat.

Wenn Sie anfangen, eine neue Sportart zu erlernen, finden Sie zunächst heraus, welche Ziele Sie sich selbst setzen können und informieren Sie sich darüber wie realistisch diese Zielsetzung tatsächlich ist.

Die meisten Sportarten sehen beim Betrachten viel einfacher aus, als sie es tatsächlich sind. Das liegt daran, dass Menschen mit viel Erfahrung dazu neigen, die Dinge einfach aussehen zu lassen, aber nur weil sie die gleichen Bewegungen schon seit Jahren immer und immer wieder machen. Es ist genau diese Erfahrung, die es so einfach aussehen lässt und nicht der Sport selbst.

Unglücklicherweise macht es dies leicht zu unterschätzen, wie lange es dauern wird, bis Sie einen Sport meistern. Bedenken Sie das und finden Sie Ziele die für Anfänger geeignet sind, damit Sie nicht frustriert werden.

Der zweite Schritt - der Schritt, sich nicht mit anderen zu vergleichen – hängt mit diesen erfahrenen Menschen zusammen. Werden Sie sich Ihrer Fähigkeiten und Ihrer Grenzen bewusst und beurteilen Sie Ihre Leistung nur in Bezug auf sich selbst und nicht auf andere. Mit anderen Worten, wenn Sie das Gefühl haben, sich an Ihre eigenen Grenzen gebracht zu haben, macht es keinen Sinn, sich selbst zu verurteilen, nicht so gut wie andere zu sein. Solange Sie außerhalb Ihrer Komfortzone vorstoßen, um zu wachsen und um Fortschritte zu machen, ist das alles, was zählt.

Beim Klettern können Routen auf viele verschiedene Arten durchgeführt werden. Ein 1,86m großer Mann kann mühelos einen Griff erreichen, den eine 1,67m große Frau nicht erreichen kann, ohne einen anderen Stand zu finden, bevor sie den gleichen Griff erreicht.

Warum sollte sie sich beschimpfen, dass sie die Route nicht beenden konnte, wenn sie beim Klettern ganz andere Vor- und Nachteile hat? Solange sie alles tut, was sie kann, um die Route zu erklimmen, ist es lächerlich, die Motivation zu verlieren, nur weil ein viel größerer Mann es ohne Probleme geschafft hat.

Konzentrieren Sie sich nur auf sich selbst, auf Ihre eigenen Fähigkeiten und Ihre eigenen Grenzen und denken Sie nicht an andere Menschen.

Schluss mit Selbstkritik

Zweifel und Selbstkritik können Sie davon abhalten, jemals zu versuchen, in Ihrem Leben Veränderungen vorzunehmen, aus Angst, dass Sie versagen oder sich selbst zum Narren machen könnten. Glücklicherweise können Sie dieses Problem beheben, da weder Selbstzweifel noch Selbstkritik unüberwindbare Hindernisse sind die Sie lebenslang davon abhalten sich selbst zu verbessern.

Die drei häufigsten Gründe für Selbstkritik bezüglich Bewegung sind:

1. Pessimismus

Langfristige körperliche Inaktivität kann zu Gedanken führen wie "Will ich mich eigentlich veräppeln? Ich werde nie in der Lage sein, richtig aktiv zu werden". Das ist nichts anderes als Pessimismus, der durch jahrelange erfolglose Versuche oder nicht befolgte Absichten verstärkt wurde.

So gerne ich Ihnen auch einen narrensicheren Weg zur Lösung dieses Problems geben würde, verschwindet Pessimismus niemals über Nacht und erfordert beständige Übung, Selbsterkenntnis und die Bereitschaft, Veränderungen vorzunehmen, um eine positivere Einstellung zu entwickeln.

Es gibt jedoch ein paar Dinge, die helfen können:

a. Unterstützung

Wenn die Menschen in Ihrem Leben pessimistisch sind, wird Ihnen dies nicht helfen, Ihre negative Einstellung zu korrigieren. Wenn Sie aber Unterstützung von Menschen in Ihrem Umkreis erhalten und Sie diesen positiven Einfluss auch annehmen können, wird Ihnen dies helfen, der Falle des Pessimismus zu entkommen.

b. Dankbarkeit

Täglich dankbare Gedanken auszudrücken, vor allem wenn es um Ihre Gesundheit und Fitness geht, hilft Ihnen, die Wand des Pessimismus zu durchbrechen.

Wenn Sie anfangen zu trainieren, seien Sie dankbar, wenn Sie einen 30-minütigen Spaziergang machen können, ohne außer Atem zu geraten oder fünf Bahnen in einem Schwimmbad ohne Pause schwimmen zu können. Diese positiven Gedanken - anstelle von negativen Gedanken, weil man sich zu schwach fühlt - werden Ihnen helfen, Ihr Training mit einem positivem Gefühl in Verbindung zu bringen anstatt sich dafür schuldig zu fühlen sich ein paar Jahren gehen gelassen zu haben.

c. Positive Umgebungen und Gewohnheiten

Umgeben Sie sich nicht nur mit positiven Menschen, sondern achten Sie auch darauf, alle möglichen negativen Reize aus Ihrer Umgebung zu eliminieren. Zum Beispiel lese ich weder Nachrichten noch besuche ich Webseiten, deren einziges Ziel es ist, negative Stimmung zu verbreiten. Ich halte mich auch von negativen Verhaltensweisen und Gewohnheiten fern, wie z. B. mich zu beklagen, mir Sorgen zu machen, mich wie ein Opfer zu fühlen usw.

Sie sind sich höchstwahrscheinlich bewusst, welche Webseiten, Orte, Gewohnheiten und andere Reize Sie als negativ empfinden. Es kann eine Nachrichtenseite sein, ein Fitnessmagazin, das Ihnen sagt, dass Sie niemals dünn genug sein werden, Ihre Angewohnheit, sich Sorgen zu machen oder sich zu beschweren oder ein Fitnessstudio vor Ort, wo Neulinge auf Skepsis stoßen. Finden Sie positive Alternativen.

Stellen Sie sicher, dass Sie sich nur mit Dingen umgeben, die Sie aufbauen, anstatt Sie nach unten zu ziehen. Alle diese kleinen Veränderungen wenn zusammengenommen, werden Sie dabei unterstützen, Ihre Negativität aufzugeben und sich auf die positive Seite des Lebens zu konzentrieren, was Ihnen auch dabei hilft, eine Trainingsgewohnheit in Ihr Leben einzuführen (was sich wiederum positiv auf die Entwicklung von Optimismus auswirken wird).

2. Niedrige Selbstwirksamkeit

Selbstwirksamkeit bezieht sich auf den Glauben an Ihre Fähigkeiten, in einer bestimmten Situation erfolgreich zu sein[82]. Sie können eine hohe Selbstwirksamkeit beim Stricken haben und nur eine geringe Selbstwirksamkeit beim Training. Solange Ihr Glaube an Ihre Fähigkeit zu trainieren gering ist, wird es schwierig sein, hartnäckig zu bleiben, sobald Schwierigkeiten auftreten. Es wird somit auch schwierig sein, Ihre Routine beizubehalten und wird Sie einschränken bezüglich der Dinge, die Sie erreichen könnten.

In meinem Buch *Confidence: How to Overcome Your Limiting Beliefs and Achieve Your Goals*, spreche ich über den Galatea-Effekt[83], eine Art der selbsterfüllenden Prophezeiung, bei der Ihre Erwartung an sich selbst Ihre Leistung direkt beeinflusst.

Wenn Sie hohe Selbsterwartungen haben, werden Sie eine hohe Leistung genießen. Wenn Sie nicht viel von sich selbst erwarten, wird Ihre Leistung darunter leiden, was wahrscheinlich zu einem Rückgang Ihrer Motivation und zu einem Scheitern führt.

Ich behandele diese Thematik ausführlich und gebe viele praktische Ratschläge für die Entwicklung von Selbstwirksamkeit in dem oben genannten Buch. Für den Zweck diese Buches, ist der wichtigste Ratschlag, um Selbstwirksamkeit aufzubauen, die Sicherstellung von kleinen Erfolgen.

Die Strategie, winzige Ziele zu setzen und diese zu erreichen, während die Grenzen immer weiter vorangetrieben werden, wird Ihnen helfen, mehr Glauben an sich selbst zu entwickeln, was wiederum zu einer besseren Leistung und weniger Entmutigung führt.

Je kleiner und einfacher die anfänglichen Ziele sind, desto wahrscheinlicher ist es, dass Sie mit Ihrer Routine fortfahren, bis sie zu einer Gewohnheit wird.

Zum Beispiel, falls Sie mit dem Schwimmen anfangen wollen, aber Angst haben, sich selbst fast zu ertränken und sich in Verlegenheit zu bringen, fangen Sie mit Wassertreten in einem flachen Schwimmbecken an. Erinnern Sie sich daran, wie es sich anfühlt zu schwimmen (wenn Sie wissen, wie man schwimmt, aber es schon lange nicht mehr gemacht haben) und versuchen Sie bei jedem weiteren Training, neue Herausforderungen einzubauen.

Versuchen Sie in den ersten Wochen nichts, was eine hohe Wahrscheinlichkeit des Versagens hat, da das Ihre Selbstwirksamkeit verringern kann. Nach einer Reihe von kleinen Erfolgen sind Sie weniger anfällig für Entmutigungen und können mehr riskieren.

Falls Sie überhaupt nicht schwimmen können, suchen Sie einen Schwimmlehrer oder besuchen Sie einen Schwimmkurs für Anfänger. Der richtige Lehrer ist sich bewusst, dass Wasser Menschen verunsichern und übermäßig nervös machen kann und hilft Ihnen dabei, langsam Ihre Selbstwirksamkeit Schritt für Schritt zu entwickeln.

Wenn Sie sich nicht bereit für den Unterricht fühlen, gewöhnen Sie sich einfach an das Schwimmbecken, indem Sie Wassertreten. Verwenden Sie ein Kickboard und andere Schwimmhilfen, um Ihre Angst zu reduzieren und sich allmählich daran zu gewöhnen, wie es sich anfühlt, im Wasser zu sein. Wenn Sie einige Wochen lang mit einer solchen Routine fortfahren, wird Ihre Angst irgendwann abnehmen, sodass Sie Schwimmkurse in Betracht ziehen können.

3. Geringes Selbstvertrauen

Geringes Selbstvertrauen unterscheidet sich von Selbstwirksamkeit, denn während Selbstwirksamkeit sich auf spezifische Überzeugungen über Ihre Fähigkeiten bezieht, bezieht sich Selbstvertrauen auf

Ihre allgemeine Selbsteinschätzung. Ein aussagekräftigeres Synonym für das Wort "Selbstvertrauen" ist "Selbstachtung", denn darauf kommt es am Ende an - ein geringes Selbstvertrauen bedeutet, dass Sie wenig Respekt für sich selbst haben.

Wie soll man sich um seinen Körper kümmern können, wenn man sich selbst nicht wirklich wichtig ist? Einige häufige Tendenzen von Menschen mit geringem Selbstwertgefühl sind:

- Sich für alles zu kritisieren. Selbstkritik macht es schwierig, eine neue Gewohnheit einzuführen, da Sie ständig wütend auf sich selbst sind weil Sie so (füllen Sie diesen Teil selbst aus) sind.

- Überempfindlichkeit gegenüber Kritik und ein übermäßiger Wille, anderen zu gefallen. Wenn Sie Freunde haben, die nicht körperlich aktiv sind, werden diese versuchen, Sie dazu zu bringen, Ihr Ziel aufzugeben und wahrscheinlich sogar erfolgreich damit sein, insbesondere wenn Sie nicht ertragen können kritisiert zu werden.

- Chronische Unentschlossenheit, Angst vor Versagen und/oder Fehlern und Perfektionismus. Alle diese Dinge werden Sie lähmen, wenn Sie versuchen, eine Trainingsgewohnheit einzuführen.

Wollen Sie ein starkes Selbstwertgefühl aufbauen? Seien Sie sich Ihrem aktuellen Denkmuster, Ihren Verhaltensweisen und Ihren Gewohnheiten bewusst und gestalten Sie diese nach und nach um, sodass sie zu der Person werden, die Sie sein möchten.

In der Vergangenheit litt auch ich unter einem geringen Selbstwertgefühl. Für mich war es ein langer Prozess der Selbstfindung und schrittweise Veränderung meiner gesamten Identität.

Erste Trainingsanstrengungen (während ich immer noch dachte, dass ich sportlich betrachtet ein Versager bin, weil ich immer einer der schlechtesten Schüler während des Sportunterrichts war), erste Versuche, positiver zu denken (während ich es immernoch gewohnt war mich jede einzelne Stunde des Tages zu beschweren und sogar Selbstmordgedanken hatte) und die ersten Versuche, ein selbstbewussteres Verhalten an den Tag zu legen (während ich noch unter Fremden, vor allem Frauen, vor Angst gelähmt war), waren alles kleine Bausteine, auf denen ich die gesamte neue Grundlage aufgebaut habe.

Ich kann meine Geschichte nicht in ein paar Absätzen zusammenfassen.

Von all den Menschen mit niedrigem Selbstbewusstsein, die ich kenne, musste jeder seine eigene Reise der Selbstfindung unternehmen. Diese Reisen dauerten in der Regel mehrere Jahre, bevor sie fest im Geist verankert waren. Was alle Beteiligten gemeinsam hatten, war, dass er oder sie angefangen hat etwas zu verändern - trotz Angst, Selbstkritik, Perfektionismus, Unentschlossenheit und Groll.

NLP (ein Ansatz für Kommunikation und persönliche Entwicklung) - insbesondere die Bücher von Tony Robbins, *Unlimited Power* und *Awaken the Giant Within* - enthalten unzählige mächtige Techniken zur Selbstveränderung, die weit über den Rahmen dieses Buches hinausgehen und Ihnen auf

Ihrem Weg in Richtung Selbstvertrauen helfen
werden.

Umgang mit Jahreszeiten

Wenn Sie an einem Ort mit ausgeprägten
Jahreszeiten leben, können harte Winterbedingungen
Sie davon abhalten, sich zu bewegen.

Ich höre im Herbst und Winter auf zu radeln, weil
ich es nicht mag wenn mir kalt ist. In der wärmeren
Saison fahre ich mindestens 2-3 mal pro Woche
Fahrrad. Infolgedessen bedeutet Nebensaison eine
Menge an verlorener Trainingszeit aufgrund des
Wetters.

Folglich wechsle ich dann zu Indoor-Aktivitäten.
Ich kann mehr Zeit in der Kletterhalle verbringen,
mehr schwimmen und mehr Tennis drinnen spielen.
Wenn das Wetter gut ist, mache ich auch gerne etwas
im Freien (lange Spaziergänge können immer noch
angenehm sein, auch wenn es kalt ist), aber es ist
nicht länger die Hauptquelle körperlicher Aktivität für
mich.

Wenn Sie zum Beispiel im Juni mit dem Training
anfangen und im Oktober wegen des Wetters

aufhören zu radeln, besteht eine hohe Wahrscheinlichkeit, dass Sie Ihre neue Gewohnheit wieder verlieren. Drei bis sechs Monate verringerte körperliche Aktivität sind viel, sogar für eine Person, die eine starke Trainingsgewohnheit aufgebaut hat.

Wenn Sie überlegen, welche Sportarten Sie ausüben möchten, vergessen Sie nicht, mindestens einen Sport zu wählen, der drinnen ausgeübt werden kann (und nein, Schach zählt nicht). Das bedeutet aber nicht, dass Sie diesen im Sommer drinnen ausüben müssen - Tennis an einem warmen, sonnigen Tag draußen zu spielen ist immer besser als drinnen zu spielen. Die Vorteile von körperlicher Bewegung liegen nicht nur in der Bewegung selbst, sondern auch darin, viel Sonnenschein zu bekommen und das schöne Wetter draußen zu genießen, wann immer dies möglich ist.

ANDERE ÜBUNGSBEZOGENE PROBLEME: KURZE WIEDERHOLUNG

1. Andere Leute können entscheidend dafür sein, ob Sie Ihre Vorsätze einhalten oder nicht, aber nur, wenn Sie dies zulassen. Wenn Sie Freunde oder Familienmitglieder haben, die nicht unterstützend sind und Sie kritisieren oder sich über Sie lustig machen, weil Sie versuchen Ihre Gewohnheiten zu ändern, können Sie dem negativen Einfluss mit positiven und unterstützenden Freunden entgegenwirken.

Wenn Sie keine Freunde haben, die Sie unterstützen, wählen Sie eine Sportart, die normalerweise mit anderen Menschen praktiziert wird. Das ist eine einfache Möglichkeit, andere Menschen kennenzulernen, die Sie unterstützen werden.

Alternativ können Sie auch online Unterstützung anfordern. Foren oder soziale Netzwerke, die aus anderen Fitness-orientierten Menschen bestehen, bieten Ihnen zahlreiche Gelegenheiten, Ratschläge und Anregungen zu erhalten und möglicherweise sogar neue Freundschaften zu entwickeln.

2. Wenn Sie unrealistische Erwartungen setzen, wird es schwierig, sich an Ihre neuen Gewohnheiten zu halten. Wenn Sie einen neuen Sport beginnen, informieren Sie sich über die realistischen Ziele, die Sie erreichen können und vermeiden Sie es sich für eine besondere Person zu halten, welche besser als der Durchschnitt ist. Wenn Sie besser als der Durchschnitt sind, ist das großartig. Aber wenn nicht, sollte es Sie nicht davon abhalten, weiterzutrainieren, nur weil Sie nicht erreichen konnten was nur sehr wenige Menschen können.

Um zu vermeiden sich mit anderen zu vergleichen, konzentrieren Sie sich auf Ihre eigenen Fähigkeiten und Grenzen. Solange Sie sich bemühen, Ihre eigene Komfortzone zu verlassen und alles zu tun, um sich zu verbessern, sind Sie auf dem richtigen Weg.

Vergessen Sie nicht, dass es keinen Sinn macht, sich mit anderen zu vergleichen, die unterschiedliche Körper, Fähigkeiten, Erfahrungen mit Sport usw.

haben, da es zu viele Variablen gibt, die die Leistung beeinflussen.

3. Pessimismus, geringe Selbstwirksamkeit und ein geringes Selbstvertrauen können Sie zur Selbstkritik veranlassen.

Wenn Sie Pessimismus vermeiden wollen, sollten Sie die Menschen, Gewohnheiten, Verhaltensweisen und Orte mit denen Sie sich umgebensorfältig auswählen und mehr Dankbarkeit in Ihrem Leben zum Ausdruck bringen.

Um mehr Selbstwirksamkeit für Bewegung zu entwickeln, konzentrieren Sie sich darauf, kleine Erfolge zu erzielen, die langsam aber sicher Ihren Glauben aufbauen und Ihnen helfen, Widerstand zu verringern, um größere Herausforderungen anzunehmen.

Der Umgang mit geringem Selbstwertgefühl dauert normalerweise einige lange Jahre. Der erste Schritt ist jedoch immer derselbe - alles beginnt damit zu tun, was eine Person mit hohem Selbstwertgefühl tun würde, trotz Angst. Die Umgestaltung Ihrer Standardantworten, Gewohnheiten, Denkmuster und

Verhaltensweisen wird Ihnen helfen, mehr Bewusstsein für die Tendenzen in Ihrem Leben zu entwickeln die Ihr Selbstwertgefühl reduzieren und diese dann zu eliminieren.

4. Wenn Sie an einem Ort mit kalten Wintern leben, die es schwierig oder unmöglich machen, draußen zu trainieren, vergessen Sie nicht, mindestens eine Option für das Training in einer Halle zu haben. Machen Sie nicht den Fehler, im Frühling, Sommer und Herbst zu trainieren und dann den Winter ohne Bewegung zu verbringen. Es ist so gut wie sicher, dass Sie in der nächsten Saison nicht mehr zu Ihrer alten Gewohnheit zurückkehren werden.

Epilog

Die meisten Leute werden mehrere Versuche brauchen, um eine dauerhafte Trainingsgewohnheit zu entwickeln. Sie müssen ein paar verschiedene Sportarten ausprobieren, sich mehr als ein paar Mal entmutigen lassen und immer wieder neue Dinge herausfinden, bis Sie eine Routine finden, die für Sie funktioniert. Vielleicht müssen Sie auch einige Ihrer Gedanken oder Verhaltensweisen vollständig umstellen und trotz Unentschlossenheit oder Perfektionismus handeln.

Dies wird sich jedoch mehr als lohnen. Eine starke Trainingsgewohnheit wird Ihnen nicht nur eine Vielzahl von gesundheitlichen Vorteilen bieten, sondern auch Ihre Lebensqualität im Allgemeinen erhöhen. Sie werden sich glücklicher und produktiver fühlen und weniger anfällig für negative Emotionen sein.

Ohne Zweifel kann Bewegung Ihr Leben verändern - so wie es auch meines verändert hat. Seien Sie versichert, dass nur wenige Veränderungen in Ihrem Leben Sie mit größeren Vorteilen belohnen werden, als regelmäßige Bewegung und Ihren Körper auf so viele verschieden Arten zu bewegen wie nur möglich.

Als letzte Erinnerung sind hier die fünf wichtigsten Richtlinien, um mehr körperliche Aktivität in Ihrem Leben einzuführen und diese beizubehalten:

1. Oberflächliche Gründe für Bewegung (besseres Aussehen, Status usw.) können Sie motivieren, aber der erfolgreichste Weg, um Ihre Motivation auf lange Sicht aufrechtzuerhalten, ist es die Qualität Ihres Lebens erhöhen zu wollen. Die intrinsischen Beweggründe - Selbstverbesserung, Freude, Herausforderung und Selbstdarstellung - werden Sie immer weiter bringen, als nur einen schönen Körper haben zu wollen.

2. Unterschätzen Sie nicht die Macht des Spaßes, denn auf lange Sicht betrachtet ist es die einzige Möglichkeit, jede Woche viel Bewegung zu bekommen und sich trotzdem auf die nächste Trainingseinheit zu freuen.

Langweilige Fitnesskurse, Sportarten, die nicht zu Ihren Stärken und Vorlieben passen und Übungen, die Sie machen, weil Sie sie "machen müssen", sind für die Gewohnheitsbildung nutzlos. Beginnen Sie Ihre Übungsreise, indem Sie herausfinden, was Ihnen Spaß macht und schwören Sie sich, großartig darin zu werden - während Sie sich gleichzeitig amüsieren, nicht Ihre Eingeweide heraus schwitzen und jede einzelne Minute davon hassen.

3. Sie sparen keine Zeit, indem Sie nicht trainieren. Wenn überhaupt, treffen Sie einen schlechten Handel indem Sie, sagen wir, 30 Minuten am Tag einsparen, nur um eine zusätzliche Stunde an Produktivität zu verlieren und das Risiko von zeitraubenden Gesundheitsstörungen zu erhöhen. Ausreden zu finden, aus Zeitmangel nicht trainieren zu können, ist eine Entscheidung - eine Entscheidung Nein zu Ihrer Gesundheit zu sagen und später die Konsequenzen zu tragen.

4. Erholung und der kluge Umgang mit Bewegung ist ein entscheidender Bestandteil jeder Routine für alle, die ein paar Mal in der Woche

körperliche Aktivitäten ausüben. Erwarten Sie nicht, dass Sie immer eine hohe Energie haben und ein schmerzfreies Leben führen werden, wenn Sie das richtige Aufwärmen vernachlässigen, nicht ausreichend Schlaf bekommen, sich nicht gesund ernähren, während des Trainings nicht auf die richtige Technik achten und Ihrem Körper keine anderen Möglichkeiten zum Aufladen geben.

5. Machen Sie sich nicht so viele Gedanken. Wenn Sie Sport mit etwas schwierigem verbinden, werden Sie während dem Sport immer an Willenskraft und Selbstdisziplin denken. Stattdessen nehmen Sie die "Arbeit" aus Ihren Trainingseinheiten heraus und machen es zu einem Spiel, zur Selbstfindung und zum Selbstausdruck.

Zu guter Letzt, beachten Sie bitte, dass mein Buch Ihnen nur einige Werkzeuge und Richtlinien geben kann, wie Sie mit dem Training beginnen können. Der zweite Teil der Gleichung – Sie setzen es in die Tat um - ist das Einzige, was Ihr Leben verändern kann.

In der Vergangenheit habe ich Dutzende Bücher gelesen, nur um eines zu beenden und das nächste zu beginnen, ohne Rücksicht auf den praktischen Rat, den der Autor in dem Buch empfohlen hat. Erst als ich meinen Modus Operandi veränderte und entsprechend der Ratschläge in Sachbüchern, Artikeln und anderen Ressourcen aller Art handelte, fingen diese an sich positiv auf mein Leben auszuwirken.

Wird dieses Buch für Sie funktionieren? Die Antwort liegt jetzt in Ihren Händen.

Melden Sie sich für meinen Newsletter an

Ich würde gerne mit Ihnen in Verbindung bleiben. Melden Sie sich für meinen Newsletter an und Sie werden immer über meine neuen Veröffentlichungen informiert, erhalten kostenlose Artikel, können sich für Werbegeschenke anmelden und erhalten andere wertvolle E-Mails von mir.

Hier ist der Link zur Anmeldung: http://www.profoundselfimprovement.com/denews

Können Sie mir helfen?

Ich würde gerne erfahren, wie Ihnen mein Buch gefallen hat. In der Welt der Buchveröffentlichungen ist nichts wertvoller, als ehrliche Bewertungen von verschiedenen Personen zu erhalten.

Ihre Bewertung wird anderen Lesern helfen herauszufinden, ob dieses Buch etwas für sie ist. Es wird auch mir helfen, mehr Leser zu erreichen und mein Buch bekannter zu machen.

Über Martin Meadows

Martin Meadows ist das Pseudonym eines Autors, der sein Leben dem persönlichen Wachstum gewidmet hat. Er erfindet sich ständig neu, in dem er drastische Veränderungen in seinem Leben macht.

Im Laufe der Jahre hat er regelmäßig mehr als 40 Stunden gefastet, sich selbst mehr als zwei Fremdsprachen beigebracht, über 30 Pfund in 12 Wochen verloren, mehrere Unternehmen in verschiedenen Bereichen geführt, eiskalte Duschen und Bäder genommen, für mehrere Monate auf einer tropischen Insel in einem fremden Land gelebt und innerhalb eines Monats 400 Seiten mit Kurzgeschichten geschrieben.

Trotzdem ist Selbstquälerei nicht seine Leidenschaft. Martin liebt es, seine Grenzen zu testen, um herauszufinden, wie weit er aus seiner Komfortzone herausgehen kann.

Seine Erkenntnisse (die auf seinen eigenen Erfahrungen und auf Studien basieren) helfen Ihm sein Leben zu verbessern. Wenn auch Sie Interesse daran haben, Ihre Grenzen zu testen und zu lernen, wie Sie sich verbessern können, werden Sie Martins Arbeiten lieben.

Sie können seine Bücher hier lesen:

http://www.amazon.de/-/e/B00U97LQGG.

Verantwortung für Fehler, Unterlassungen oder gegenteilige Auslegung des Buchinhaltes. Dieses Buch ist ausschließlich für Motivations- und Informationszwecke gedacht.

---

[1] Oaten, M.; Cheng, K. (2006); "Longitudinal gains in self-regulation from regular physical exercise." *British Journal of Health Psychology* 11 (4): 717–733. DOI: 10.1348/135910706X96481.

[2] Summary Health Statistics: National Health Interview Survey (2014); "Table A-14a. Age-adjusted percent distributions (with standard errors) of participation in leisure-time aerobic and muscle-strengthening activities that meet the 2008 federal physical activity guidelines among adults aged 18 and over, by selected characteristics: United States, 2014."

[3] Rye, J. A.; Rye, S. L.; Tessaro, I.; Coffindaffer, J. (2009); "Perceived barriers to physical activity according to stage of change and body mass index in the west Virginia Wisewoman population." *Women's Health Issues* 19 (2): 126–134. DOI: 10.1016/j.whi.2009.01.003.

[4] *Ryan, R. M.; Deci, E. L. (2000). "Self-determination theory and the facilitation of intrinsic motivation, social development, and well-being". American Psychologist 55 (1): 68–78. DOI: 10.1037/0003-066X.55.1.68.*

[5] Gagné, M.; Deci, E. L. (2005) "Self-determination theory and work motivation." *Journal of Organizational Behavior* 26 (4): 331–362. DOI: 10.1002/job.322

[6] Cho, Y. J.; Perry, J. L. (2012) "Intrinsic Motivation and Employee Attitudes: Role of Managerial Trustworthiness, Goal Directedness, and Extrinsic Reward Expectancy." *Review of Public Personnel Administration* 32 (4): 382–406. DOI: 10.1177/0734371X11421495

[7] Crane, M. M.; Tate, D. F.; Finkelstein, E. A.; Linnan, L. A. (2012); "Motivation for Participating in a Weight Loss Program and Financial Incentives: An Analysis from a Randomized

Trial". *Journal of Obesity* 2012: 290589. DOI: 10.1155/2012/290589.

[8] *Ryan, R. M.; Deci, E. L. (2000). "Self-determination theory and the facilitation of intrinsic motivation, social development, and well-being". American Psychologist 55 (1): 68–78. DOI: 10.1037/0003-066X.55.1.68.*

[9] Ryan, R. M.; Frederick, C. M.; Lepes, D.; Rubio, N.; Sheldon, K. M. (1997); "Intrinsic Motivation and Exercise Adherence." *International Journal of Sport Psychology* 28: 335–354.

[10] Grant, A. (2013). *Give and Take: A Revolutionary Approach to Success*. Viking Press.

[11] Grant, A. M., & Berg, J. M. (2011). Prosocial motivation at work: When, why, and how making a difference makes a difference. In K. Cameron & G. Spreitzer (Eds.), *The Oxford Handbook of Positive Organizational Scholarship*. New York: Oxford University Press.

[12] Uysal, M.; Jurowski, C. (1994). "Testing the push and pull factors". *Annals of Tourism Research* 21 (4): 844–846. DOI: 10.1016/0160-7383(94)90091-4.

[13] Irwin, B. C.; Scorniaenchi, J.; Kerr, N. L.; Eisenmann, J. C.; Feltz, D. L. (2012); "Aerobic exercise is promoted when individual performance affects the group: a test of the Kohler motivation gain effect." *Annals of Behavioral Medicine: a Publication of the Society of Behavioral Medicine* 44 (2): 151–9. DOI: 10.1007/s12160-012-9367-4.

[14] Feltz, D. L.; Irwin, B. C.; Kerr, N. (2012); "Two-player partnered exergame for obesity prevention: using discrepancy in players' abilities as a strategy to motivate physical activity." *Journal of Diabetes Science and Technology* 6 (4): 820–7. DOI: 10.1177/193229681200600413.

[15] Duhigg, C. (2012). *The Power of Habit: Why We Do What We Do, and How to Change*. Cornerstone Digital.

[16] Clear, J. The 3 R's of Habit Change: How To Start New Habits That Actually Stick. Abgerufen 10. Dezember 2015, von http://jamesclear.com/three-steps-habit-change

[17] Babauta, L. The Four Habits that Form Habits. Abgerufen 10. Dezember 2015, von http://zenhabits.net/habitses/

[18] Booth, F. W., Roberts, C. K., Laye, M. J. (2012); "Lack of exercise is a major cause of chronic diseases." *Comprehensive Physiology* 2 (2): 1143–211. DOI: 10.1002/cphy.c110025.

[19] I-Min, L.; Shiroma, E. J.; Lobelo, F.; Puska, P.; Blair, S. N.; Katzmarzyk, P. T. (2012); "Effect of physical inactivity on major non-communicable diseases worldwide: an analysis of burden of disease and life expectancy." *The Lancet.* Published online July 18 2012. DOI: 10.1016/S0140-6736(12)61031-9.

[20] Ekelund, U. et al (2015); "Activity and all-cause mortality across levels of overall and abdominal adiposity in European men and women: the European Prospective Investigation into Cancer and Nutrition Study (EPIC)." *American Journal of Clinical Nutrition* 101 (3): 613–621. DOI: 10.3945/ajcn.114.100065

[21] Health.gov, Physical Activity Guidelines, Abgerufen 15. Dezember 2015, von http://health.gov/paguidelines/guidelines/adults.aspx

[22] Craft, L. L; Perna, F. M. (2004); "The benefits of exercise for the clinically depressed." *Primary Care Companion to the Journal of Clinical Psychiatry* 6 (3): 104–111.

[23] Broman-Fulks, J. J.; Berman, M. E.; Rabian, B. A.; Webster M. J. (2004); "Effects of aerobic exercise on anxiety sensitivity." *Behaviour Research and Therapy* 42 (2): 125–136. DOI: 10.1016/S0005-7967(03)00103-7.

[24] Carek, P. J.; Laibstain, S. E.; Carek, S. M. (2011); "Exercise for the treatment of depression and anxiety." *International Journal of Psychiatry in Medicine* 41 (1): 15–28. DOI: 10.2190/PM.41.1.c.

[25] Elavsky, S. (2010); "Longitudinal examination of the exercise and self-esteem model in middle-aged women." *Journal of Sport & Exercise Psychology* 32 (6): 862–80.

[26] Pretty, J., Peacock, J., Sellens, M., Griffin, M. (2005); "The mental and physical health outcomes of green exercise."

International Journal of Environmental Health Research 15 (5): 319–37. DOI: 10.1080/09603120500155963.

[27] Griffin, É. W.; Mullally, S.; Foley, C.; Warmington, S. A.; O'Mara S. M.; Kelly A. M. (2011); "Aerobic exercise improves hippocampal function and increases BDNF in the serum of young adult males." *Physiology and Behavior* 104 (5): 934–41. DOI: 10.1016/j.physbeh.2011.06.005.

[28] Intlekofer, K. A.; Cotman, C. W. (2013); "Exercise counteracts declining hippocampal function in aging and Alzheimer's disease." *Neurobiology of disease* 57: 47–55. DOI: 10.1016/j.nbd.2012.06.011.

[29] von Thiele Schwarz, U.; Hasson, H. (2011); "Employee self-rated productivity and objective organizational production levels: effects of worksite health interventions involving reduced work hours and physical exercise." *Journal of Occupational and Environmental Medicine* 53 (8): 838–44. DOI: 10.1097/JOM.0b013e31822589c2.

[30] Puetz, T. W.; Flowers, S. S.; O'Connor, P. J. (2008); "A randomized controlled trial of the effect of aerobic exercise training on feelings of energy and fatigue in sedentary young adults with persistent fatigue." *Psychotherapy and Psychosomatics* 77 (3): 167–74. DOI: 10.1159/000116610.

[31] Steinberg, H.; Sykes, E. A.; Moss, T.; Lowery, S.; LeBoutillier, N.; Dewey, A. (1997); "Exercise enhances creativity independently of mood." *British Journal of Sports Medicine* 31: 240–245. DOI: 10.1136/bjsm.31.3.240.

[32] Youngstedt, S. D. (2005); "Effects of exercise on sleep." *Clinics in sports medicine* 24 (2): 355–65. DOI: 10.1016/j.csm.2004.12.003.

[33] Gonzalez, J. T.; Veaseya, R. C.; Rumbold, P. L. S.; Stevenson, E. J. (2013); "Breakfast and exercise contingently affect postprandial metabolism and energy balance in physically active males." *British Journal of Nutrition* 110 (4): 721–732. DOI: 10.1017/S0007114512005582.

[34] Ariyoshi, M. et al. (1996); "Efficacy of aquatic exercises for patients with low-back pain." *The Kurume Medical Journal* 46 (2): 91–96. DOI: 10.2739/kurumemedj.46.91

[35] Waller, B.; Lambeck, J.; Daly, D. (2009); "Therapeutic aquatic exercise in the treatment of low back pain: A systematic review." *Clinical Rehabilitation* 23 (1): 3–14. DOI: 10.1177/0269215508097856.

[36] Suzuki S. (2011), *Zen Mind, Beginner's Mind*, Shambhala Publications; Anv edition.

[37] Trapani, G. (2007, July 24). Jerry Seinfeld's Productivity Secret. Abgerufen Dezember 21, 2015, von http://lifehacker.com/281626/jerry-seinfelds-productivity-secret

[38] Johnson, F.; Wardle, J. (2011); "The association between weight loss and engagement with a web-based food and exercise diary in a commercial weight loss programme: a retrospective analysis." *International Journal of Behavioral Nutrition and Physical Activity* 8: 83. DOI: 10.1186/1479-5868-8-83.

[39] Karageorghis, C. I.; Priest, D. L. (2012); "Music in the exercise domain: a review and synthesis (Part I)." *International Review of Sport and Exercise Psychology* 5 (1): 44–66. DOI: 10.1080/1750984X.2011.631026.

[40] Arkes, H. R.; Blumer, C. (1985); "The psychology of sunk costs." *Organizational Behavior and Human Decision Processes* 35: 124–140. DOI: 10.1016/0749-5978(85)90049-4.

[41] Frappier, J.; Toupin, I.; Levy, J. L.; Aubertin-Leheudre, M.; Karelis, A. D. (2013); "Energy Expenditure during Sexual Activity in Young Healthy Couples." *PLOS ONE* 8 (10): e79342. DOI: 10.1371/journal.pone.0079342.

[42] Schoenfeld, B.; Contreras, B. (2013); "Is Postexercise Muscle Soreness a Valid Indicator of Muscular Adaptations?" *Strength & Conditioning Journal* 35 (5): 16–21. DOI: 10.1519/SSC.0b013e3182a61820.

[43] Cheatham, S. W.; Kolber, M. J.; Cain, M.; Lee, M. (2015); "The effects of self-myofascial release using a foam roll or roller massager on joint range of motion, muscle recovery, and performance: a systematic review." International Journal of

Sports Physical Therapy 10 (6): 827–838. PMCID: PMC4637917.

[44] Beardsley, C.; Škarabot, J. (2015); "Effects of self-myofascial release: A systematic review." *Journal of Bodywork and Movement Therapies* 19 (4): 747–758. DOI: 10.1016/j.jbmt.2015.08.007.

[45] Pearcey, E.; Bradbury-Squires, D. J.; Kawamoto, J. E.; Drinkwater, E. J.; Behm, D. G., Button, D. C. (2015); "Foam Rolling for Delayed-Onset Muscle Soreness and Recovery of Dynamic Performance Measures." *Journal of Athletic Training* 50 (1): 5–13. DOI: 10.4085/1062-6050-50.1.01.

[46] Hillbert, J. E.; Sforzo, G. A.; Swensen, T. (2003); "The effects of massage on delayed onset muscle soreness." *British Journal of Sports Medicine* 37: 72–75. DOI: 10.1136/bjsm.37.1.72.

[47] Zainuddin, Z.; Newton, M.; Sacco, P.; Nosaka, K. (2005); "Effects of Massage on Delayed-Onset Muscle Soreness, Swelling, and Recovery of Muscle Function." *Journal of Athletic Training* 40 (3): 174–180. PMCID: PMC1250256.

[48] Weerapong, P.; Hume, P.A.; Kolt, G. S. (2005); "The mechanisms of massage and effects on performance, muscle recovery and injury prevention." *Sports Medicine* 35 (3): 235–256. DOI: 10.2165/00007256-200535030-00004.

[49] Nelson, N. (2013); "Delayed onset muscle soreness: Is massage effective?" *Journal of bodywork and movement therapies* 17 (4): 475–482. DOI: 10.1016/j.jbmt.2013.03.002.

[50] Hurley, C. F.; Hatfield, D. L.; Riebe, D. A. (2013); "The effect of caffeine ingestion on delayed onset muscle soreness." *Journal of Strength and Conditioning Research* 27 (11): 3101–3109. DOI: 0.1519/JSC.0b013e3182a99477.

[51] Kraemer, W. J. et al (2006); "The effects of amino acid supplementation on hormonal responses to resistance training overreaching." *Metabolism* 55 (3): 282–291. DOI/10.1016/j.metabol.2005.08.023

[52] Shimomura, J. et al (2010); "Branched-chain amino acid supplementation before squat exercise and delayed-onset muscle

soreness." *International Journal Of Sport Nutrition And Exercise Metabolism* 20 (3): 236–244. PMID: 20601741.

[53] Dekkers, J. C.; van Doornen, L. J.; Kemper, H. C. (1996); "The role of antioxidant vitamins and enzymes in the prevention of exercise-induced muscle damage." *Sports Medicine* 21 (3): 213–238. DOI: 10.2165/00007256-199621030-00005.

[54] Connolly, D. A.; McHugh, M. P.; Padilla-Zakour, O. I.; Carlson, L.; Sayers, S. P. (2006); "Efficacy of a tart cherry juice blend in preventing the symptoms of muscle damage." *British Journal of Sports Medicine* 40 (8): 679–683. DOI: 10.1136/bjsm.2005.025429.

[55] Bowtell, J. L.; Sumners, D. P.; Dyer, A.; Fox, P.; Mileva, K. N. (2011); "Montmorency cherry juice reduces muscle damage caused by intensive strength exercise." *Medicine and Science in Sports and Exercise* 43 (8): 1544–51. DOI: 10.1249/MSS.0b013e31820e5adc.

[56] Howatson, G.; McHugh, M. P.; Hill, J. A.; Brouner, J.; Jewell, A. P.; van Someren, K. A.; Shave, R. E.; Howatson, S. A. (2010); "Influence of tart cherry juice on indices of recovery following marathon running." *Scandinavian Journal of Medicine and Science in Sports* 20 (6): 843–52. DOI: 10.1111/j.1600-0838.2009.01005.x.

[57] Kuehl, K. S.; Perrier, E. T.; Elliot, D. L.; Chesnutt, J. C. (2010); "Efficacy of tart cherry juice in reducing muscle pain during running: a randomized controlled trial." *Journal of the International Society of Sports Nutrition* 7 (7): 17. DOI: 10.1186/1550-2783-7-17.

[58] Woods, K.; Bishop, P.; Jones, E. (2007); "Warm-up and stretching in the prevention of muscular injury." *Sports Medicine* 37 (12): 1089–99. DOI: 10.2165/00007256-200838100-00006.

[59] Fradkin, A. J.; Zazryn, T. R.; Smoliga, J. M. (2010); "Effects of warming-up on physical performance: a systematic review with meta-analysis." *Journal of Strength and Conditioning Research* 24 (1): 140–148. DOI: 10.1519/JSC.0b013e3181c643a0.

[60] Gergley, J. C. (2013); "Acute effect of passive static stretching on lower-body strength in moderately trained men." *Journal of Strength and Conditioning Research* 27 (4): 973–977. DOI: 10.1519/JSC.0b013e318260b7ce.

[61] Simic, L.; Sarabon, N.; Markovic, G. (2013); "Does pre-exercise static stretching inhibit maximal muscular performance? A meta-analytical review." *Scandinavian Journal of Medicine & Science in Sports* 23 (2): 131–148. DOI: 10.1111/j.1600-0838.2012.01444.x.

[62] Herbert, R. D.; Noronha de M.; Kamper, S. J. (2011); "Stretching to prevent or reduce muscle soreness after exercise." *The Cochrane Database of Systematic Reviews* 6 (7): CD004577. DOI: 10.1002/14651858.

[63] Tsatsouline, P. (2008, December 18). Pavel: 80/20 Powerlifting and How to Add 110 Pounds to Your Lifts. Abgerufen 2016, von http://www.fourhourworkweek.com/blog/2008/12/18/pavel-8020-powerlifting-and-how-to-add-110-pounds-to-your-lifts/.

[64] Herman, S. L.; Smith, D. T. (2008); "Four-Week Dynamic Stretching Warm-up Intervention Elicits Longer-Term Performance Benefits." *Journal of Strength & Conditioning Research* 22 (4): 1286–1297. DOI: 10.1519/JSC.0b013e318173da50.

[65] Khamwong, P.; Paungmali, A.; Pirunsan, U.; Joseph, L. (2015); "Prophylactic Effects of Sauna on Delayed-Onset Muscle Soreness of the Wrist Extensors." *Asian Journal of Sports Medicine* 6 (2): e25549. DOI: 10.5812/asjsm.6(2)2015.25549.

[66] MacMillan, A. (2015, April 8). Do Saunas Help or Hurt Sore Muscles? Abgerufen 4. Januar 2016, von http://www.outsideonline.com/1966201/do-saunas-help-or-hurt-sore-muscles

[67] Cohen, D. A.; Wang, W.; Wyatt, J. K.; Kronauer, R. E.; Dijk, D.; Czeisler, C. A.; Klerman, E. B. (2010); "Uncovering residual effects of chronic sleep loss on human performance." *Science*

Translational Medicine 2 (14): 14ra3. DOI: 10.1126/scitranslmed.3000458.

[68] Lim, J.; Dinges, D. F. (2010); "A Meta-Analysis of the Impact of Short-Term Sleep Deprivation on Cognitive Variables." *Psychological Bulletin* 136 (3): 375–389. DOI: 10.1037/a0018883.

[69] Pilcher, J. J.; Huffcutt, A. I. (1996); "Effects of sleep deprivation on performance: a meta-analysis." *Sleep* 19 (4): 318–326.

[70] Halson, S. L. (2014); "Sleep in Elite Athletes and Nutritional Interventions to Enhance Sleep." *Sports Medicine* 44 (1): 13–23. DOI: 10.1007/s40279-014-0147-0.

[71] Pejovic, S.; Basta, M.; Vgontzas, A. N.; Kritikou, I.; Shaffer, M. L.; Tsaoussoglou, M.; Stiffler, D.; Stefanakis, Z.; Bixler, E. O.; Chrousos, G. P. (2013); "Effects of recovery sleep after one work week of mild sleep restriction on interleukin-6 and cortisol secretion and daytime sleepiness and performance." *American Journal of Physiology – Endocrinology and Metabolism* 305 (7): E890-6. DOI: 10.1152/ajpendo.00301.2013.

[72] Lautenbacher, S.; Kundermann, B.; Krieg, J. C. (2006); "Sleep deprivation and pain perception." *Sleep Medicine Reviews* 10 (5): 357–369. DOI: 10.1016/j.smrv.2005.08.001.

[73] Koltyn, K. F. (2000); "Analgesia following exercise: a review." *Sports Medicine* 29 (2): 85–98. DOI: 10.2165/00007256-200029020-00002.

[74] Yamane, M.; Ohnishi, N.; Matsumoto, T. (2015); "Does Regular Post-exercise Cold Application Attenuate Trained Muscle Adaptation?" *International Journal of Sports Medicine* 36 (8): 647–653. DOI: 10.1055/s-0034-1398652.

[75] Glasgow, P. D.; Ferris, R.; Bleakley, C. M. (2013); "Cold water immersion in the management of delayed-onset muscle soreness: Is dose important? A randomised controlled trial." *Physical Therapy in Sport* 15 (4): 228–233. DOI: 10.1016/j.ptsp.2014.01.002.

[76] Pournot, H.; Bieuzen, F.; Louis, J.; Fillard, J. R.; Barbiche, E.; Hausswirth C. (2011); "Time-Course of Changes in

Inflammatory Response after Whole-Body Cryotherapy Multi Exposures following Severe Exercise." PLOS ONE 6 (7): e22748. DOI: 10.1371/journal.pone.0022748.

[77] Despain, D. (2015, April 30). A Recovery Ice Bath Isn't (Always) Such a Good Idea. Abgerufen 31. Dezember 2015, von http://www.outsideonline.com/1971446/recovery-ice-bath-isnt-always-such-good-idea

[78] Lateef, F. (2010); "Post exercise ice water immersion: Is it a form of active recovery?" *Journal of Emergencies, Trauma and Shock* 3 (3): 302. DOI: 10.4103/0974-2700.66570.

[79] Despain, D. (2015, April 30). A Recovery Ice Bath Isn't (Always) Such a Good Idea. Abgerufen 31. Dezember 2015, von http://www.outsideonline.com/1971446/recovery-ice-bath-isnt-always-such-good-idea

[80] Feruggia, J. (2011, November 12). Jason Ferruggia's Renegade Fitness. Abgerufen 30. Dezember 2015, von http://jasonferruggia.com/my-1-most-bestest-baddest-training-secret-ever/

[81] Berhkan, M. (2011, September 27). Fuckarounditis | Intermittent fasting diet for fat loss, muscle gain and health. Abgerufen 6. Januar 2016, von http://www.leangains.com/2011/09/fuckarounditis.html

[82] Bandura, A. (1977); "Self-efficacy: Toward a unifying theory of behavioral change." *Psychological Review* 84 (2): 191–215. DOI: 10.1037/0033-295X.84.2.191.

[83] McNatt, D. B.; Judge, T. A. (2004); "Boundary Conditions of the Galatea Effect: A Field Experiment and Constructive Replication." *Academy of Management Journal* 47 (4): 550–565. DOI: 10.2307/20159601.